临床路径应用指南

北京医院协会

主编　周保利　英立平

北京大学医学出版社

图书在版编目（CIP）数据

临床路径应用指南/周保利，英立平主编．—北京：北京大学医学出版社，2007.9

ISBN 978-7-81071-872-1

Ⅰ.临…　Ⅱ.①周…②英…　Ⅲ.医院—管理—指南
Ⅳ.R197.32-62

中国版本图书馆 CIP 数据核字（2007）第 112036 号

临床路径应用指南

主　　编： 周保利　英立平
出版发行： 北京大学医学出版社（电话：010-82802230）
地　　址：（100083）北京市海淀区学院路 38 号 北京大学医学部院内
网　　址： http：//www.pumpress.com.cn
E - mail： booksale@bjmu.edu.cn
印　　刷： 北京瑞达方舟印务有限公司
经　　销： 新华书店
责任编辑： 李小云　　**责任校对：** 金彤文　　**责任印制：** 张京生
开　　本： 787mm×1092mm　1/16　　**印张：** 12　　**字数：** 288 千字
版　　次： 2007 年 8 月第 1 版　2012 年 1 月第 3 次印刷
书　　号： ISBN 978-7-81071-872-1
定　　价： 28.00 元

主　审　朱士俊　张正华

主　编　周保利　英立平

编　委　丁晓萍　尹大庆　尹　娇　王　东　王香平　王艳玲
王慧英　刘华平　刘雁斌　刘　颖　吕大鹏　吕秋兰
孙　林　孙　强　朱思泉　朱晓玲　朱　萍　许红民
吴新宝　宋旭东　宋海庆　张震宇　李海贝　李　清
陈　方　周保利　周洪柱　英立平　茅　枫　郑　佳
修典荣　胡燕生　郝增平　翁海滨　郭英花　郭淑丽
高丽伟　商　斌　宿英英　崔　玫　蒋　斌　路　明
颜红兵

前言

《临床路径应用指南》是“北京地区医院按DRGs付费和临床路径应用研究”项目的一个分课题的阶段性研究成果。

医疗费用过快增长早已引起世界各国的普遍关注。近年来“看病难、看病贵”成为我国社会各界关注的焦点和议论的热点，也成为政府下决心解决的关乎国计民生的重点。医疗费用过快增长的原因是多方面的，科学技术进步、人口老龄化、疾病谱变化、人民群众生活水平和健康意识的提高，以及药品、卫生材料的更新和提价等等，都是重要原因。但从医疗服务的经济学特性和动力机制分析，改变对医院的付费方式，是控制医疗费用不合理增长的重要措施。

国内外研究表明，不同的付费方式对医疗费用的增长起着不同的作用。当前各国对医院的付费方式主要有5种：按服务项目付费、按服务单元付费、按病种付费、按人头付费和总额预算。这5种付费方式对医疗费用的控制作用按序逐步增强。我国现在普遍采用的仍然是按项目付费，即对医疗费用不合理增长控制作用最差的付费方式。改变这种付费方式，探索科学、公平、合理，能够更好控制医疗费用不合理增长的付费机制，已成为医疗卫生改革的研究重点之一。

早在20世纪70年代，美国政府为了控制快速增长的医疗费用，组织按诊断相关组（DRGs）付费的研究，并于80年代实施了按DRGs预付费（DRGs-PPS）。它的核心内容是按病例组合，即根据病例的解剖学、生理学特点和临床处理形式，将相关病例划分成主要类目，然后根据主要诊断、次要诊断、手术操作以及年龄等，划分成诊断相关组，测算各组的资源消耗，拟定补偿标准，医院只有提高效率、节约成本、保证质量，才能得到收益。实践证明，这种付费方式对控制医疗费用不合理增长具有明显的作用，先后被澳洲、欧洲国家以及我国台湾地区广泛应用。据此，北京医院协会和北京市卫生经济学会联合推出了“北京地区医院按DRGs付费和临床路径应用研究”课题，其目的就是吸纳国外成功经验，研究适合国情、市情的中国北京版DRGs方案和主要病种的临床路径，从机制上将医疗提供方的关注焦点引向提高效率、降低成本、提高质量上来，力求政府、群众和医院的利益协调一致，公平和效率协调一致，控制医疗费用的不合理增长，减轻政府和群众的经济负担。这个项目得到政府的高度重视和国内外广泛关注。在2004年11月24日课题启动会上，北京市卫生局金大鹏局长亲自到会动员，并以卫生局的名义正式发文，要求有关医院和部门积极参与和支持这项研究；2005年又被列入首都医学发展基金联合攻关项目。国家卫生部、劳动和社会保障部、北京市卫生局有关领导，以及来自上海、北京、天津、四川的著名管理专家和美国的DRGs研发专家参加了课题研讨。美国3M公司多次与课题组协商，并于2006年签署了合作研究意向书。

参加这项研究的有北京地区的中央系统、部队系统、市属系统的39家大型医院的200多名医院领导、医学专家、管理专家。按照课题的研究任务，分成病案摘录、病例组合、临床路径、成本核算、数据库和软件设计5个分课题组。两年多来，课题组克服重重困难，以高度负责的精神、严谨的科学态度，完成了进行这项研究所必须完成的基础性研究工作，逐步进入分析加工阶段。《临床路径应用指南》是这项研究向读者提供的第一本资料，以后将陆续奉献读者。

临床路径是由管理、临床医师、护士和医技等多学科专家共同参与，针对特定病种或病例组合的诊疗流程，整合检查、检验、诊断、治疗和护理等多种诊疗措施制定的标准化、表格化的诊疗规范。临床路径的应用能够规范医疗行为，强化医疗服务提供者之间的一致性、连续性，促进合理利用卫生资源，在保证并持续改进医疗质量、提高工作效率的同时，控制医疗费用。特别是在实施医疗费用定额预付制之后，临床路径将成为医院管理者经营管理的得力工具。临床路径不是绝对固定和一成不变的，而是动态的。不仅随着医学进步将根据循证医学的原则不断修正，而且不同地域、不同医疗机构也应根据自身情况进行研究，制订自己的临床路径。但临床路径决非已有医疗流程的简单统一，而是要根据一定的理论、原则、程序和方法进行研究，才能制定出科学、有效而又适用的临床路径。《临床路径应用指南》精选了临床路径分课题组研制的10种疾病的临床路径案例，但更重要的不是介绍这些具体的临床路径，而是临床路径研制的理论、原则、程序和方法。

由于时间有限，水平有限，难免有缺点、错误。恭请批评指正。

韩启德副委员长对此项研究非常关心，并亲笔题写了《临床路径应用指南》书名，在此表示衷心地感谢！

目　录

第一部分

临床路径简介

1 临床路径概述

一、概　念

(一) 临床路径的定义

临床路径是针对病人管理的无序状况进行的一种优化、简化和增效的管理。其英文可以写为Clinical pathway（s），Clincal path（s）简称CP。过去曾经被称为“关键路径”（Critical pathways），为了避免使患者感到正处于“关键性”（Critical）状态下，临床路径逐渐被更多的人所接受。有时临床路径还被简单称为“方案”（Protocols）。目前较为广义的名字是“疾病管理”（Disease Management），表示路径已经从疾病的院内治疗阶段扩展开来，用于更大范围的医疗管理。

究竟什么是临床路径？不同的学者对其定义不尽相同。

多数人认为临床路径是通过标准化的，综合多学科的方法，对病人治疗过程中所发生的关键事件依据发生的先后顺序进行规定，以在一定的时限内实现预期的结果。其目的是通过改进结果和减少病人的医疗成本来改进质量。

虽然对临床路径的定义多种多样，但他们都包括关键的要素，主要有：

1. 其对象是针对一组特定诊断或处置，一般是DRGs的一组，当然也可以是某个ICD码对应的病种或某种手术操作等。

2. 临床路径的制定是综合多学科医学知识的过程，这些学科包括临床、护理、药剂、检验、麻醉、影像、营养、康复、心理以及医院管理，甚至有时包括法律、伦理等。

3. 路径的设计要依据住院的时间及诊治流程，结合治疗的中间结果，对所要进行的医疗行为的时限和顺序进行规定。

4. 其结果是建立一套标准化治疗模式，最终起到规范医疗行为，减少变异，降低成本，提高质量的作用。

可以说临床路径是一个用系统管理、过程管理等科学手段建立的质量管理模式，是一个综合多学科，基于标准化方式的质量控制工具。

(二) 临床路径的起源与发展

1. 临床路径的起源　临床路径的思想起源于工业中的关键路径（Critical Path）管理技术，关键路径是通过识别和管理生产过程中的关键步骤并对其加以时间限制来提高生产效率，降低生产成本，提高产品质量的一种管理方法。

由于关键路径这种管理方式在降低生产成本，提高生产质量方面效果显著，被迅速推广到其他领域。20世纪60年代末开始被引入保健行业中，但没有引起足够的重视。直到80年代中期，美国政府为了遏制医疗费用的不断上涨，提高卫生资源的利用，对政府支付的老年医疗保险（Medicare）和贫困医疗补助（Medicaid）实行了以耶鲁大学卫生研究中心的Bob Fetter等人提出的诊断相关分组（Diagnosis Related Groups, DRGs）为付款基础的定额预付款制（Diagnosis Related Groups-Prospective Payment System, DRGs-PPS）。在该制度下，同一种

DRGs病人均按同样的标准付费，与医院实际的服务成本无关。这样，医院承担了更多的经济风险，只有当所提供服务花费的成本低于DRGs-PPS的标准时，医院才能盈利。所以如何加强病例管理（Case Management），提高疗效，在不影响医疗质量的前提下尽量降低成本成为医院面临的重要问题。在这样的历史背景下，路径管理方式成为医院研究的热点并被一些医院进行了实验性的应用。

2. 临床路径的发展　20世纪80年代中期，美国马萨诸塞州波士顿新英格兰医疗中心（the New England Medical Center, NEMC）的护士Karen Zander 和她的助手们运用护理程序与路径的概念，大胆尝试以护理为主的临床路径服务计划，将路径应用于医院的急救护理，其结果发现这种方式既可缩短住院天数，节约护理费用，又可以达到预期的治疗效果。新英格兰医学中心医院是公认的美国最早采用临床路径概念和在临床上应用的医院。此后，该模式受到了美国医学界的重视，许多机构纷纷效仿，并不断发展，逐渐成为既能贯彻持续质量改进（CQI），又能节约资源的治疗标准化模式，较为普遍地被称为临床路径（Clinical Pathways）。

到90年代初，临床路径已经成为类似于工业标准的医疗程序，被美国医院普遍使用。并且，临床路径也突破了外科手术病种的局限，逐渐从急性病向慢性病，从外科向内科，从院内医疗服务向社区医疗服务，从单纯临床管理向医院各方面管理（如手术室管理）扩展。

近年来，由于医疗费用的高速增长已经成为世界各国政府共同面临的问题，临床路径在多个国家和地区得到迅速推广和广泛使用。英国、澳大利亚、日本以及我国台湾地区都有临床路径相关研究和成功使用的文献出现。近年，我国大陆地区部分医院也开始了探索性的研究与临床应用，随着我国医疗体制改革的推进，医疗保险制度的不断完善，临床路径的研究和应用必然将在国内迅速推广。

（三）临床路径作用与效果

1. 保证医疗质量

（1）采用医院专家共同研究制定的最佳处理方式，减少患者住院管理时的各种变异情况，避免医疗处置失当，增加患者医疗的一致性。

（2）临床路径能够快速识别预期结果与实际结果的差异，它有益于及时修订医疗护理计划和识别系统中所存在的问题，为医疗护理工作提供持续质量改进的机会。

（3）减少住院天数。通过制定合理的标准住院天数，引导医务人员根据标准的临床治疗或处理的顺序开展工作，努力达到预定住院日目标。

（4）促进医院内各专业人员的合作关系，有助于医院内外的沟通。在临床及医技人员之间建立合作，促进所有服务得到持续的，协调的，有效的使用。

（5）明确职责，使每个人清楚各自在医疗过程中所扮演的角色。

（6）个案管理（Case Management）功能得到改善。

（7）可以作为医疗质量，医疗水平评价的工具，有助于医疗质量的持续改进。

（8）通过病人版临床路径，可以使病人知道要对其进行哪些处理，让患者真正参与到医疗中来，进而让患方监督医生行为，帮助医院进行管理。

2. 控制医疗成本

（1）规范医师行为，减少浪费，降低医疗成本。医务人员依据预先制定的最佳方式开展诊治工作，减少医疗行为的随意性，进而减少浪费。

(2) 通过减少变异以及为医疗卫生供应方提供改进质量和成本效益所必需的关键信息，来帮助改善资源利用。

(3) 明确医疗职责，减少环节间的瓶颈，顺畅医疗过程，提高工作效率。

3. 提高医院管理水平

(1) 通过临床路径识别和清除过度或无效的医疗行为，引导医师依据合理的过程开展医疗工作，促进医务人员医疗行为的规范化，提高管理水平。

(2) 通过对临床路径的使用，以及对变异信息的分析与反馈，引导全部人员积极参与，增加工作的主动性。

(3) 通过设计，临床路径也可以弥补个人知识的不足，提高医务人员的整体技术水平。

(4) 临床路径还可以在职工培训中扮演教育角色，成为教育各级医师的有力工具。

(5) 患者可以通过临床路径对医疗过程有一定的了解，主动配合医疗工作，促进医疗工作的顺利进行。

4. 提高患者满意度

(1) 通过临床路径可以减少医疗成本，而不会影响到治疗效果，使患者少花钱，看好病。

(2) 医院专家共同研究制定的最佳处理方式，无论医师水平如何，都可以尽量为患者提供医院目前最佳的治疗方案。

(3) 一定程度满足患者的知情权，使其对自己从入院到出院的全过程都有一定的了解。

(四) 临床路径管理模式与传统医疗模式的区别

传统的医疗模式（图1）是每一位医师都依各自的路径进行临床工作，对同样的疾病通过不同的医师可能会产生不同结果。如要求医疗质量，只有通过质量管理委员会进行评估，这是一种同行评估（Peer Review），结果往往是漫无标准，谁都不服谁，这样质量很难有所改进。

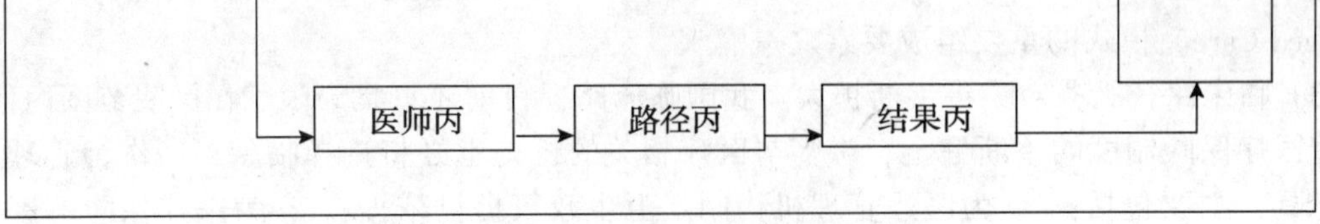

图1　传统临床工作模式

而临床路径是大家共同参与，经过协调，统一意见，制定出一个标准路径，要求大家尽量依此标准路径来开展医疗工作，这样就都产生一个结果，由医疗质量持续改进委员会依标准路径进行监督、检查并记录执行中所产生的变异。由于标准统一，有据可循，同时结果的改进也可量化，便于对比和考评（图2）。

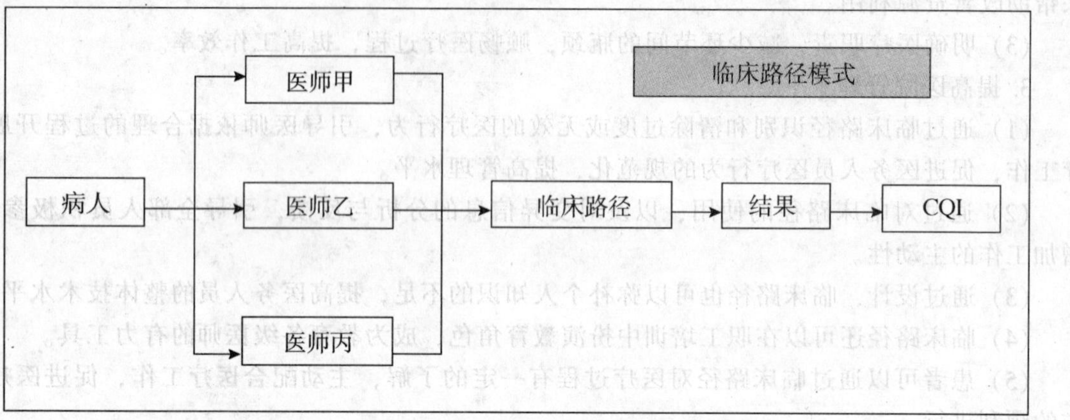

图2 临床路径工作模式

（五）临床路径实施前景与问题

1. 我国开展临床路径的前景　我国对临床路径的应用近两年才刚刚开始起步，与美国相比虽然普及范围小，覆盖的病种有限，没有可以借鉴的经验，并且缺少完善的个案管理体系和健全的社区医疗等有利条件，但我们相信随着医疗体制改革的推进和医疗保险制度的不断完善，临床路径在我国具有较好的发展空间与前景。

（1）临床路径将不断普及　我国目前虽然医疗保险制度还不健全，虽然个别地区已经初步开展单病种限额付费制度，但远远没有普及，也没有标准的DRGs和临床指南（Clinical Guidelines）这些制定临床路径的必备条件。但医院已经意识到医疗体制改革以及加入WTO后医疗市场竞争日趋激烈的新形势，使医院建设面临的巨大挑战。医院必须降低住院天数和医疗费用，提高医疗管理和服务质量，才能将这种挑战变成发展机遇，在竞争中立于不败之地。临床路径的提出为医院管理界提供了一种有效改善医疗质量，控制医疗成本的途径，必将得到越来越多的关注和应用。

（2）临床路径管理范围将不断扩展　我国临床路径管理的范围虽然目前还只是局限于住院疾病诊治过程的管理，管理的病种也只局限于处置相对简单的外科手术病例，但我们相信，随着临床路径应用的不断发展和扩大，必将逐渐从急性病向慢性病，从外科向内科，从单纯临床管理向医院全面管理，从院内医疗服务向社区医疗服务扩展，成为医院管理式照顾（Managed Care）模式的重要组成要素之一。

（3）临床路径服务对象将不断扩大　我国临床路径目前还只是局限于在医院范围内使用，但随着医疗保险制度的不断健全，许多与医疗相关的机构也必将选择临床路径作为管理和服务的工具，主要包括：① 为医疗管理机构制定卫生政策提供依据；② 为医疗保险等医疗费用支付机构提供费用水平参考；③ 通过各医院制定的临床路径，比较医院的技术水平和管理水平；④ 为消费者提供就医参考等。

（4）临床路径管理将带动医院新行为模式的建立　临床路径是一种先进的医疗质量管理模式，代表着一种全新的医院管理理念，它的引入必将导致现有医院医疗行为模式的改革。比如随着临床路径应用的推进，必将促使医院对现有医疗流程进行重组，医疗个案管理、社区医疗保健、院前卫生教育、专病病友协会的成立以及门诊住院管理一体化等与之配套的新模式将逐渐提到日程中，医院将面临重大改革，建立一整套全新制度为临床路径的发展提供条件。

2. 临床路径待研究的问题　作为一种新的管理模式，临床路径仍然处于不断完善的阶段，仍有许多问题需要进一步的研究。

(1) 临床路径针对的是理想化的病人，而病人之间存在或多或少的个体差异。识别病人是否适合于进入临床路径是个重要问题。通常，临床路径更适用于治疗程序或手术较为简单的疾病。对于过于复杂的疾病，规定适用于多数病人的治疗方案有一定的困难。同时，临床路径将要识别这些病人治疗中大量的变异，对这些变异的处理会大大增加工作量，产生的成本效益可能反而会降低。而且，将尽量多的病人引入路径为目标对于个别病人来说是有害的。所以，临床路径在复杂疾病中使用的成本效益以及临床效果仍处于探索中，还应进一步研究。

(2) 对临床路径在改进病人治疗效果方面的评价缺少经过循证的有力证据，目前，很少有关于评价路径有效性的标准的随机对照实验。从统计学角度来说，随机对照实验是最为科学，最能真实反映实际情况的实验方式。但随机对照研究试验要求高，尤其是由于路径介入的影响，路径医疗不容易与常规的医疗区别开来，很难做到真正的随机化。但在任意科室开展随机对照实验仍是最佳的评价方式。

(3) 对路径制定和完成的成本没有进行过评价。虽然临床路径可能节省一定的医疗资源，但路径的制定，以及实施进行的病例管理所花费的成本在进行成本效益评价时也应考虑进去。虽然事实已经充分证明临床路径降低了医疗费用，但是否节省了总的医疗成本还需要进一步的评价。

可以看出，临床路径仍有许多值得探讨和研究的地方，在引进这种新的临床管理模式时需要非常慎重，要结合本机构的实际，借鉴已有的成功的经验和失败的教训，建立适用于本机构的临床路径模式。

2 临床路径制定与实施

一、对象的选择

(一) 临床路径的应用范围

虽然临床路径这种医疗标准化的管理方式在某些疾病领域已经取得了巨大的成功，但并不意味着可以不加选择地应用于任何病种，例如临床路径在复杂疾病中使用的成本效益和临床效果目前还仍处于探索中，主要是由于临床路径针对的是特定的病人，复杂病种的病人之间的个体差异较大，规定统一的标准治疗方案非常的困难。而且在实施中要识别病人治疗中大量的变异，对这些变异的处理会大大增加工作量，产生的成本效益可能反而会降低。可以看出，临床路径制定对象的选取在整个路径实施中起着决定性的作用，对象选择是否正确是路径实施能否成功的前提之一。

对路径制定对象的选取，没有严格的限制。许多文献认为临床路径应用的病种条件包括：发病率高、费用比重大；诊断明确、治疗或处置方式简单；住院日或医疗费用差异小的手术病例。

因为这样的病例在住院期间的医疗过程通常是可以预见的，容易形成标准的模式。同时，这些病例治疗中的变异容易被观察，这一点使负性变异和资源浪费得到及时的识别和纠正。所以，建议初步尝试临床路径的医院应本着以上使用条件，优先选取收容量大的外科手术病种作为制定对象。

(二) 临床路径制定科室的条件

医院选择临床路径制定科室时，除了参考基础数据分析结果以外，还应考虑以下几点要素：已经开展临床路径医院的结果与经验；医院科室的特长；科主任、医生的兴趣；科主任的领导能力和协调能力；科室人员的专业水平；科室人员的合作精神和对医院质量管理的理解程度。

虽然，由于医院技术水平以及医院规模的不同，在制定临床路径时不能够照搬照抄别人的路径，必须结合医院自身的实际情况，建立自己的临床路径。但是，临床路径有其自身的应用条件，单病种的常规治疗方案和规范化管理的难易程度是相同的。所以，通过借鉴其他医院开展临床路径的情况和所取得的效果，可以优先选择相对容易标准化的病种，少走弯路，有利于路径工作顺利的开展，成功并取得理想的效果。

临床路径作为医院质量管理的一项系统工程，需要领导的重视与全体人员的积极参与和鼎力支持。同时，科室领导对临床路径的兴趣以及全科室各级医务人员的协作精神和质量意识，同样也是临床路径开展是否顺利的决定因素。

(三) 临床路径对象主题的确定

对路径主题的选取，同样没有严格的规定，可以从多种角度进行选择，可以是某个DRGs分组，病种的名称（如哮喘），病人的主诉（如疼痛）或是某种操作（如胃镜）。由于临床路径是应定额预付款制（PPS）的实施而产生的，而PPS又是以诊断相关分组（DRGs）为付款基础，所以，在美国医院通常以某个DRGs分组为对象来制定临床路径。但在我国，没有建立健全的DRGs体系，所以，为了增加路径实施的可行性，应根据我国医院的实际，结合我们的医疗行为模式，尽量依照医师先诊断，后确定治疗方案的习惯过程，选择疾病诊断名称，或在诊断基础上的手术方式为主题，这样路径的准入标准较为明确，同时也便于医师进行判断。

二、临床路径表单的制定

（一）表单格式的设计

临床路径表单的具体内容包括：一是路径的主题及应用对象；二是住院日标准；三是病例一般情况，包括患者姓名、年龄、住院标识、入院、出院时间，实际住院天数等；四是标准化诊疗计划项目，通常临床护理诊疗项目可以分为医嘱类和非医嘱类两种（图3)，经过分类汇总最终将诊疗项目分为临床评估、检验、药剂、处置与手术、营养、活动、护理与卫生教育；五是变异标识；六是其他内容包括主治医师、住院医师、护理人员签名以及使用说明等。路径表单横轴为住院时间，纵轴为标准化诊疗计划项目，形成一个“任务——时间”矩阵，其中诊疗项目的具体内容依时间流程在表格中罗列出来。

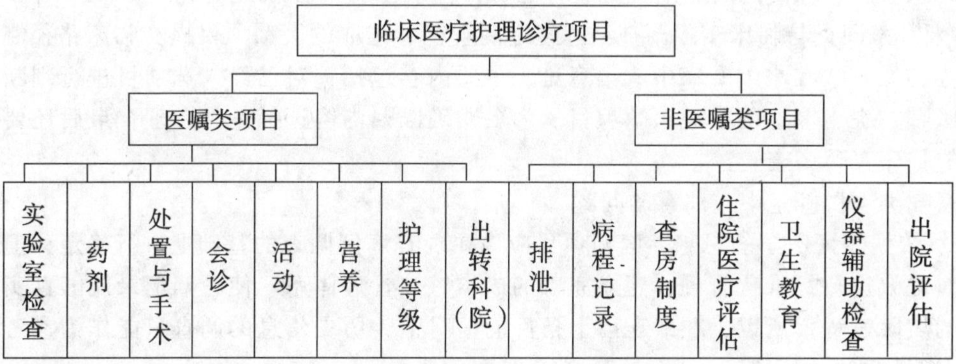

图3　临床路径标准化诊疗项目分类

（二）标准诊疗项目的选择

1. 临床诊疗项目的分类　临床护理诊疗项目可以分为医嘱类和非医嘱类两种，这两类项目从来源、性质等都有很大不同（表1)。这些不同点决定了制定这两类项目时需要采用不同的方法。

表1　医嘱类与非医嘱类项目特点对比

特点	医嘱类项目	非医嘱类项目
完成人员	医师	医师、护士
来源	医嘱历史数据调查、临床专家调查	《医疗护理操作常规》、医院科室相关管理制度、临床实际调查以及临床专家调查
时效性	长期与临时医嘱，部分完成及等待时间长	当日完成，松散时间多
可控性	护理核对医嘱，容易监控	来自网上病历记录和制度落实检查，不易监控

2. 临床医嘱类项目的确定

(1) 医嘱类项目确定的基本方法

① 现有病历调查　医嘱类项目的确定应该本着基于事实的原则，对现有病历进行回顾，评价目前医疗过程，识别最常用的医嘱内容，基本步骤包括：

第一步　随机抽取部分病例：应用医院信息系统调用符合条件病例，使用随机数法从中随机选取大约30%病例作为研究样本，对其医嘱信息进行调查。

第二步　医嘱项目整理：在对医嘱进行标准化后，以手术日为分界线进行重新命名和分类整理。

第三步　医嘱项目频数统计：将所选病例医嘱项目逐一进行频数统计，计算使用比率。

$$\text{医嘱项目使用比率}=\frac{\text{医嘱项目使用人数}}{\text{样本总人数}}\times 100\%$$

第四步　医嘱项目选择：根据“帕雷托法则”（2–8法则，即临床路径标准化的诊疗过程应大约涵盖80%左右的病例），选择出现比率大于80%的项目作为入选对象（该比率不是绝对标准，可以根据病种治疗的复杂程度进行调解，基本在60%~80%之间）。

② 临床专家调查与临床实际调查：将经过调查统计选取的医嘱项目提交临床路径制定小组，采用头脑风暴法在小组专家中收集意见。主要内容包括：对已经入选项目进行判断，是否为常规医嘱；提出漏选的常规医嘱项目。为更明确医嘱内容选择是否合理，最后还要经过一段时期的临床实际调查。

(2) 医嘱类项目确定中应注意的问题

① 虽然依据循证医学的思想，医嘱项目应该在现有病例调查的基础上进行确定，但其前提是医院对医嘱进行标准化管理，建立完善的成本核算管理体系，使医嘱记录能够真实反应临床工作的实际过程。所以，在缺乏以上条件的情况下，历史信息的调查只能作为参考，不能作为确定医嘱项目的证据。

② 在临床路径制定原则的指导下，专家基本能够比较准确掌握临床实际过程，比较全面制定路径医嘱项目。另外，临床专家是临床路径的使用者和实施的监督者，制定路径内容应完全尊重他们的意见，在没有科学的循证医学证据时，以专家的观点为准。

③ 由于目前医嘱管理的不规范，制定医嘱项目时，必须进行临床实际调查，避免缺项漏项发生。

3. 临床路径非医嘱类项目的确定

(1) 非医嘱类项目确定的基本方法

非医嘱类项目内容的来源包括卫生部、军队总后卫生部等颁发的规章制度及医院所制定的各项工作规定和制度，如《医疗护理技术操作常规（第四版）》、《医院药事管理规定》、《医院医疗查房管理规定》、《医院病例书写规定》、《医院会诊管理规定》、《医院收容管理规定》、《医院临床科室质量考评标准》等。在以上有关规定的基础上，结合临床实际调查以及临床专家咨询最终确定非医嘱项目的内容。

(2) 非医嘱类项目确定中应注意的问题：

① 如果影像学检查等项目不下达医嘱，应尤其注意非医嘱类中的检查内容。

② 要想临床路径能够有效实施，真正起到降低住院天数的作用，必须制定能够量化的出院标准，只有这样才能有效杜绝医师决定病人出院的随意性。最后，应将出院标准同样作为非医嘱类内容列入路径中。

（三）标准住院天数的确定

1. 项目时间管理的应用

① 项目时间管理概要：时间管理是工商业项目管理三要素（时间、质量和成本）中最重要的一个。从某种程度上说，质量和成本的控制最终要取决于时间上的规划。在有效控制好时间的基础上处理好质量和成本方显得有意义，这也是欧洲项目管理的一个核心观点。在临床路径管理中，进行合理的时间管理，即制定合理住院天数同样是重要的，也是最为重要的内容之一。本课题主要采用项目时间管理的方法来制定标准住院天数。

项目管理成功的关键是确保所有能够促使项目成功的因素得到有效的实施运行，杜绝一切不利于项目进行的因素。所以，在制定临床路径标准住院天数时，应将病例的诊治过程假设为一个理想的、顺利的过程，在不考虑延误手术、发生术后并发症等一切可能延长住院时间因素的前提下，制定最优标准住院天数。

② 项目时间管理基本步骤:

第一步　对住院诊疗过程的主要环节进行描述（Job List Analysis）

项目的运作需要计划，项目小组要对即将执行项目中的每一个具体环节做到心中有数。因此项目管理建议要将项目中的每一个主要环节罗列出来，同时对这些主要环节的内容和各环节之间的关系给出必要的描述。因为一个项目的执行需要项目组成员的共同努力，对于某些环节有的项目组成员比较熟悉，但对于某些环节则很陌生。因此，列出主要环节并对主要环节进行描述也有助于项目组的全体人员对项目的相关环节进行全面了解。

第二步　将主要环节按照大类进行分解（Work Breakdown Analysis,WBS）

将各主要环节按照不同的类别进行分解，并在各个不同类别基础上进行进一步的细分，结果可以采用分层法，绘制层次图。

第三步　设定行动计划（Action Plan）

对各组成部分/各个环节所需时间进行估算，明确各个不同部分所需要的时间和各自在时间上的逻辑顺序。（见表1–7）

第四步　识别/设立初步的关键路径（Set Preliminary Critical Path Method Diagram）

关键路径是项目控制的主要部分。关键路径上的活动如果不能按时完成将延误整个项目的工期。为了有效地控制项目时间，有些活动可以放在同一时间内执行，而有些活动必须要等到某一活动完成之后才能执行，这些会从关键路径上体现出来。同时关键路径可以告诉项目组成员哪些活动是关键活动，哪些活动即使不能按时完成也不会影响整个项目的活动，以及在任何一个规定的时间里该项目是否能如期完成或提前完成。

根据第三步各活动的逻辑顺序，设立项目实施过程初步的、直观的关键路径图。

第五步　设定项目阶段性时间目标（Milestone Plan）

为了有效、准确地控制住院诊疗过程各阶段进展的时间，路径制定小组要设定各阶段的最长时间期限。

第六步　关键路径分析（Critical Path Analysis）

关键路径分析需要确定每个相关活动的如下数值：活动最早开始时间（ES），先行活动必须在某项活动开始之前完成，因此先行活动的结束时间就是该活动的最早开始时间；活动最迟开始时间（LS），指某项活动在不延误整个项目时间的前提下开始的最迟时间。活动最早结束时间（EF）和活动最迟结束时间（LF）的意义依此类推。

通过对历史数据调查以及临床路径制定小组讨论，结合关键路径和行动计划时间估算结果，可以得出各个活动的最早开始时间、最迟开始时间、活动最早结束时间和最迟结束时间。

先行计算关键路径上各活动的最早开始时间和最晚结束时间。有些活动只要在最晚开始时间开始的话，就不会延误整个诊疗过程。

最后，可以计算出该项目完成的最长时间和最短时间，作为项目进展的时间计划。

2. 临床路径标准住院时间制定的实例

第一步　对住院诊疗过程的主要环节进行描述

该步骤列出主要环节并对主要环节进行描述也有助于项目组的全体人员对项目的相关环节进行全面了解。临床路径住院天数的制定同样需要路径制定小组成员首先对住院诊疗过程的各个环节进行全面掌握。

① 住院诊疗过程分解：理想状态下，医院手术病人入院后的治疗过程通常是入院后第二天进行各项检查检验，收到结果报告后条件允许进行手术，术后进行康复治疗，病情稳定后出院（图4）。

所以，确定三个关键时间控制点：入院日、手术日和出院日。进而确定五个主要阶段：入院接诊、术前检查与准备、手术、术后康复、出院，如下所示：

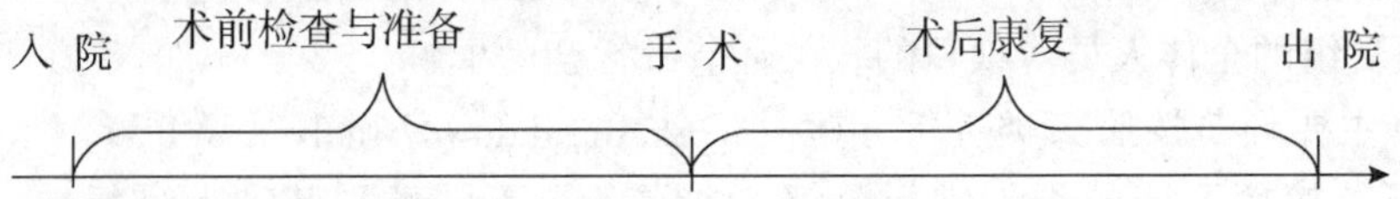

② 描述主要环节：经过对各阶段主要内容的分析，共确定12个主要环节，见表2。

表2　住院诊疗过程主要环节及简要内容一览

住院诊疗过程主要环节	对各主要环节的简要描述
各级医师接诊(或查房)	询问病史、查体、初步诊断、下医嘱、开出各项检查单以及完成入院记录与首次病程记录等
护理接诊	询问病史、体检、进行入院教育等
术前检查	包括各种实验室检查和影像学检查以及完成术前诊断等
术前准备	包括术前讨论、各种知情同意书填写、术前医嘱、术前护理以及上级医师查房记录、术前小结与讨论记录等
安排手术	确定手术(包括时间、术者、助手以及手术方式等)
手术	完成手术治疗
术后对症处理	包括术后的感染防治、消肿、伤口疼痛治疗以及术后护理等
功能锻炼	按照康复计划,恢复肢体力量以及运动功能等
术后评估	包括各项检查、术后康复状况评估、手术与术后病程记录等
安排出院	确定出院时间
护理出院工作	包括出院教育、病案整理等
医师出院工作	包括出院医嘱、填写病案首页以及完成出院小结等

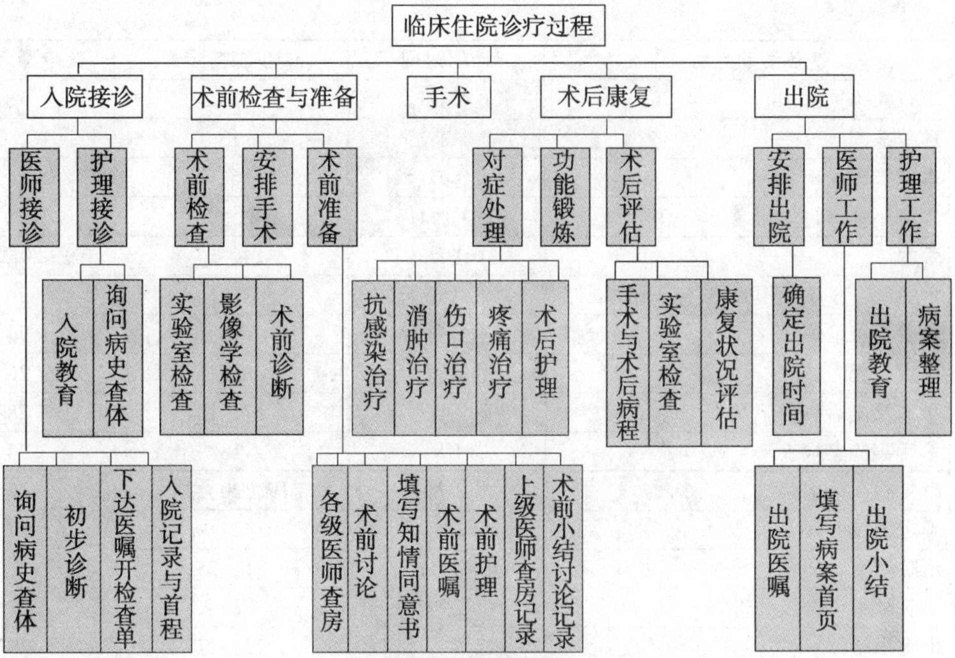

图4　临床住院诊疗过程内容分解

第二步　将主要环节按照大类进行分解（Work Breakdown Analysis,WBS）

将12个主要环节按照不同的类别进行分解，并在各个不同类别基础上进行进一步的细分，最后绘制层次图。

第三步　设定行动计划（Action Plan）

对细分后的各项活动所需时间进行估算，明确各个不同部分所需要的时间和各自在时间上的逻辑顺序（表3）。

表3　住院诊疗过程行动时间计划一览

编码	各活动名称	计划时间	该步骤前步骤	该步骤后步骤
1	医师询问病史与体格检查	入院当天	/	2
2	初步诊断	入院当天	1	3，4
3	下达医嘱与开检查单	入院当天	2	9，10
4	入院记录与首次病程记录	入院当天	2	8
5	入院教育	入院当天	/	16
6	护理询问病史与体格检查	入院当天	/	16
7	各级医师查房	入院3天内	/	8，11
8	上级医师查房记录	查房当天	4，7	17
9	实验室检查	入院2天内	3	11
10	辅助设备检查	入院1天内	3	11
11	术前诊断	/	7，9，10	12
12	术前讨论	/	11	13，17
13	确定手术	/	12	14，15

续表

编码	各活动名称	计划时间	该步骤前步骤	该步骤后步骤
14	填写知情同意书	手术前1天	13	18
15	术前医嘱	手术前1天	13	16，18
16	术前护理	手术前1天	5，6，15	21
17	术前小结与讨论记录	手术前1天	8，12	22
18	手术	1天	14，15	19,20,22,23
19	术后预防感染，消肿，疼痛、伤口治疗	术后每天	18	24
20	术后功能锻炼	术后每天	18	24
21	术后护理	术后每天	16	26
22	手术及术后病程记录	术后连续 3 天	17，18	28
23	术后实验室检查	1天	18	24
24	康复状况评估	术后每天	19，20，23	25
25	确定出院时间	/	24	26，27，28
26	出院教育	出院前1天	21，25	/
27	出院医嘱	出院当天	25	/
28	出院小结	出院当天	22，27	29
29	填写病案首页	出院当天	28	30
30	整理病案	出院当天	29	/

注：表中“计划时间”列中的“/”表示该项为点时间操作，无法估算时间；加阴影部分为医院制度规定时间。

第四步　识别/设立初步的关键路径

根据第三步各活动的逻辑顺序，设立住院诊疗过程初步的、直观的关键路径图（图5）。

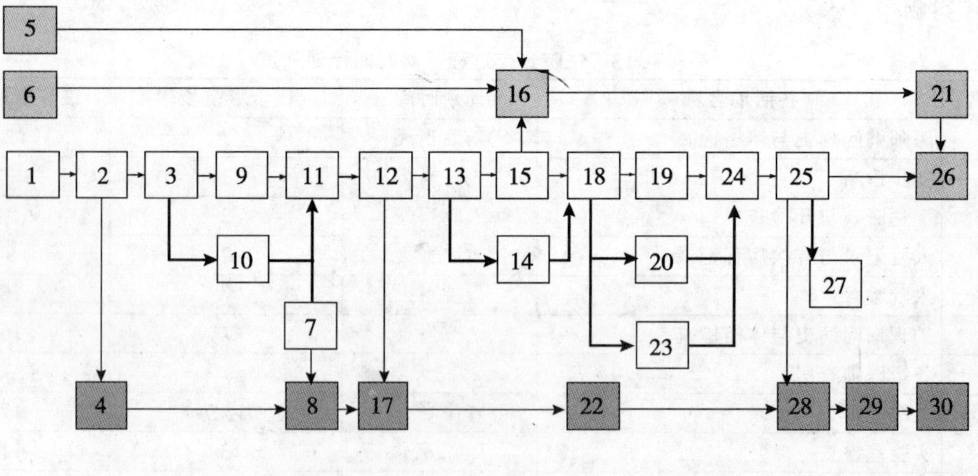

（图中白色为医师工作路径、浅灰色为护理工作路径、深灰色为病历路径、粗线所示为住院诊疗过程关键路径）

图5　住院诊疗过程关键路径

第五步 设定项目阶段性时间目标

实施临床路径的一个主要目的就是降低平均住院天数，所以应将目前所选病种的平均住院天数作为制定临床路径住院天数的最长限度。

表4 临床诊疗过程各阶段时间最长期限一览

临床诊疗过程阶段性描述	时间期限（天）	诊疗过程总时间（天）
入院接诊		
术前检查与准备		
手术		
术后康复		
出院		

计算方法如下：

“总住院天数=出院日期–入院日期”，不包括入院当天，所以如果总住院天数为11天，“诊疗过程总时间=总住院天数+1”。

“术前住院天数=手术日期–入院日期”，包括手术日，所以“术前检查与准备天数=术前住院天数–1”。

“术后住院天数=总住院天数–术前住院天数”，即术后住院天数包括出院日，所以“术后康复天数=术后住院天数–1”。

第六步 关键路径分析

通过对历史数据调查以及临床路径制定小组讨论，结合图5中的关键路径和表4中行动计划时间估算结果，可以得出各个活动的最早开始时间、最迟开始时间、活动最早结束时间和最迟结束时间。

计算按照表5各项活动从后往前的顺序进行。因为整个诊疗过程必须在最长住院天数内完成，即活动26、27、28、29、30的最晚结束时间为目前该病种的实际住院天数，因为这些活动要在出院当天完成。以此类推可以分别计算活动25等。先行计算关键路径上各活动的最早开始时间和最晚结束时间。由于关键路径上的时间不许有任何延误，因此，松散时间就是实际中比最短完成时限延迟的时间，是路径管理中应该缩短的住院天数。最后制定出路径住院时间。

表5 关键路径活动时间分析一览

编码	各活动名称	估算时间	最早开始时间	最晚开始时间	最早结束时间	最晚结束时间	松散时间
1	医师询问病史体检	入院当天					
2	初步诊断	入院当天					
3	下达医嘱与开检查单	入院当天					
4	入院与首次病程记录	入院当天					
5	入院教育	入院当天					

续表

编码	各活动名称	估算时间	最早开始时间	最晚开始时间	最早结束时间	最晚结束时间	松散时间
6	护理询问病史与体检	入院当天					
7	各级医师查房	入院三天内					
8	上级医师查房记录	查房当天					
9	实验室检查	入院2天内					
10	辅助设备检查	入院1天内					
11	术前诊断	/					
12	术前讨论	/					
13	确定手术	/					
14	填写知情同意书	术前1天					
15	术前医嘱	术前1天					
16	术前护理	术前1天					
17	术前小结讨论记录	术前1天					
18	手术	1天					
19	预防感染、消肿、疼痛伤口治疗	术后每天					
20	术后功能锻炼	术后每天					
21	术后护理	术后每天					
22	手术术后病程记录	术后连续3天					
23	术后实验室检查	1天					
24	康复状况评估	术后每天					
25	确定出院时间	/					
26	出院教育	出院前天					
27	出院医嘱	出院当天					
28	出院小结	出院当天					
29	填写病案首页	出院当天					
30	整理病案	出院当天					

三、临床路径实施具体步骤

临床路径的开展要根据本医院的具体情况，采取切实可行的方式，所以，不同规模、不同地区的医疗单位制定路径的步骤各有不同，但根据质量管理的PDCA循环原理，开展临床路径大体上分为以下几个阶段：计划准备阶段；制定阶段；实施检查阶段；改进推广阶段。

（一）计划准备阶段

第一步　开展全员教育

用一定时间对有关人员，特别是各科室主任进行关于临床路径的教育以及组织有关人员进行讨论。其目的主要是通过教育和讨论，让大家对临床路径有充分的认识，使对临床路径抱有怀疑态度或不支持态度的人认识到这是一项有价值的工作。同时使大家能够了解路径实施中各自科室的责任。

这一步对于临床路径成功的制定和执行至关重要，如果不使大家取得一致认识，这项工作是不可能成功的，教育应贯穿于工作的全过程中。

第二步 成立临床路径管理委员会

要想成功开展临床路径，必须成立一支强有力的领导小组，对实施过程宏观控制。所有参与人员必须在统一的领导下紧密协作。

1. 人员组成 主管院领导、主管职能部门领导、临床医技、护理、药学专家及相关部门专家（根据需要）。

2. 具体职责：

(1) 建立路径管理的基本模式，制定临床路径实施中的有关制度及详细规定；

(2) 规定路径制定、运行过程中有关部门、相关人员的角色、职责分工等；

(3) 最终决定需要制定适合的临床路径；

(4) 设计路径应用的具体方式、方法以及路径相关文件的基本框架格式；

(5) 协调相关部门和人员，提供推行与实施临床路径需要的帮助，确保临床路径工作顺利进行；

(6) 定期召开讨论会，解决实施过程中遇到的困难；

(7) 参与实施临床路径效益的评估与评价；

(8) 组织全院科主任、护士长以及有关管理人员进行培训教育。

第三步 设计制定、运行流程

临床路径的制定和运行没有固定的模式，不同的医院应根据自己的实际情况建立自己的模式，制定具有本院特色的路径。

需要设计的内容包括：

(1) 建立路径管理的基本模式，制定临床路径实施中的有关制度、规范；

(2) 规定路径制定、运行过程中有关部门、相关人员的角色、职责分工等；

(3) 设计路径应用的具体方式、方法以及路径相关文件的基本框架格式。

第四步 基础信息收集

评价基础数据，评价的参数包括住院天数，平均医疗费用，收容人数，常用操作的类型以及病人/家属或团体的满意度。这些基础信息将作为确定所要制定的临床路径的参考和依据，同时，作为将来临床路径实施效果对比的历史数据。

第五步 分析初级数据

评价数据，确定业绩改进的可能性。一旦确定业绩可以改进，要继续分析业绩差距是由于医生医疗决策失误，还是技术的问题，或是两者兼有。临床路径有助于识别改善执行的问题，但对于技术的问题没有任何帮助。

将分析结果上报临床路径管理委员会，作为其决策的依据。

第六步 选择制定方向

临床路径管理委员会依据分析的结果，选择确定制定方向（科室、病种）。临床路径的主题可以是面向预防、诊断、治疗或康复各个方面。

(二)制定阶段

第一步　成立临床路径制定小组

建立一支完整的多学科的队伍，对于制定临床路径来说至关重要。

1. 人员组成　科主任、科室有关专家、主治医师、住院医师、护士长、主管护师和护理小组长、麻醉医师、营养医师、临检辅助科室代表、药房代表、理疗康复医师代表以及质量管理科、经济管理科、信息中心等人员代表。

小组成员需要对临床路径的内容进行反复的讨论和信息的交流，并且在领导小组的带领下进行有效沟通。小组长由医生担任（科主任或科室有关专家）。小组成员可以对路径发表不同意见。

2. 小组职责：

(1) 组织有关科室医务人员培训；

(2) 研究提出制定路径的主题；

(3) 收集相关资料和专业信息；

(4) 收集、分析历史数据；

(5) 在路径基本框架的基础上，讨论、确定符合自己专业实际临床路径的具体内容；

(6) 每周召开小组会议，分析讨论路径实施过程中的变异情况，并在每周星期一早会时进行全科讲评；

(7) 定期对路径的实施效果进行评价；

(8) 根据实施情况，对路径进行必要的改进。

第二步　明确制定主题

将制定主题的议案提交临床路径管理委员会，由管理委员会讨论决定制定方向。临床路径的主题可以从多种角度进行选择，可以是某个DRGs分组，可以是病种的名称(如哮喘)，可以是病人的主诉（如疼痛）或是某种操作（如胃镜）。

第三步　收集专业信息

信息来源主要包括四个方面：① 现有病历回顾，包括评价目前医疗过程，识别最常用的操作模式，一般用药、检验、治疗等常规，每日护理的实施情况、预期结果和并发症的情况，分析对此病种每日医疗护理的过程、护理计划和记录，以及意外情况等；② 国家或本专业有关的疾病诊断治愈标准（通常是临床指南）；③ 评阅医学证据和国外经验；④ 其他有参考价值的信息，如其他机构的有关信息等。

第四步　综合不同的观点

将所获得的专业信息提供给小组成员，小组的所有成员根据这些信息，并根据医院实际对路径提出自己专业上的观点，在组内进行交流。可以通过头脑风暴法或特尔斐法等方式，收集汇总各种观点。

讨论的内容通常包括 (1) 识别必要的医疗服务，要根据“2–8原则”：80%的病例应该符合路径要求，允许20%的病例发生变异； (2) 识别服务和处理的时机； (3) 罗列可测量的中间结果； (4) 提供任何可识别问题的解决办法； (5) 对变异的界定，变异是病人的结果或员工的行为不符合路径预期的要求。

最后，制定路径的准入标准，各环节适当时间限制，住院日标准，排除标准等。

第五步　表达临床路径

根据住院日标准和可能发生的治疗结果，制定临床路经。

第六步　确定临床路径

将初步制定的临床路径分发给每一位小组成员，进行讨论，征求意见，不断修改路径直到小组中每一位成员都达到满意为止。

第七步　制定实施方案

设计文件记录系统和工具，要详细规定路径的使用原则，登记方式，变异的记录方法，准入和准出标准等。如果条件允许，最好制定电子版临床路径，有利于数据的收集整理，及时发现问题，纠正错误。

然后，结合科室管理和病种分布等实际情况，设计实施方案。实施方案的设计要符合科室医疗管理模式的实际情况，要切实可行，容易被医务工作者接受。然后，根据所建立的实施模式进一步明确各种专业相关人员在实施过程中的职责，建立相关查房，值班、交接班，检查和奖惩等制度。

（三）实施检查阶段

第一步　使用前教育

对路径相关部门的所有医务人员进行教育，主要是颁布有关制度和规定，介绍临床路径具体使用方法，变异的记录方法等，同时，使医务人员明确自己在临床路径的实施过程中的职责。

第二步　使用临床路径

在临床使用临床路径，需要经常检查实施情况，尤其注意对变异的收集，要做到及时，准确。要注意严格按照既定的准入标准，选择合适的病例。在病例发生变异时，应尽快纠正变异，使其尽早回到路径中来。同时要注意，应向住院时间比预期时间长的病人解释原因。

第三步　分析变异

临床路径小组应定期对于路径实施过程中发生的变异进行汇总分析，查明原因。引起变异的原因通常来自四个方面：系统、医生、疾病以及病人。对于系统原因造成的变异，应与有关部门进行研究讨论，改进系统程序。对于医生造成的变异，应认真分析其选择的理由，如果合理，可以作为修改路径的参考，不合理的应进行纠正，避免再次发生。

（四）评价改进阶段

第一步　评价实施效果

在临床路径实施一定时间以后，将路径实施后的结果与实施前的数据进行对照并加以分析。内容主要包括：工作效率评价、医疗质量评价、经济指标评价以及病人满意率评价。评价路径实施后的效果对于改进工作尤为重要。

第二步　改进原有路径

路径小组对具体结果要进行交流，收集多方面建议，并根据对实施中变异的分析，结合医学科学的发展与社会的进步等，对路径进行追踪、评价和改进。同时总结成功与失败两方面经验，为进一步制定其他路径作准备。

第三步　使用新的路径

将改进后的路径应用于临床，依次不断循环，使路径不断完善。

3 临床路径的管理

一、临床路径管理组织

（一）临床路径管理组织关系

在引入临床路径时，应根据医院本身实际情况，将路径管理体系与医院现有质量控制体系有机地结合起来。我国经过多年医院质量控制管理，已经形成了有效的、具有自身特色的质量控制三级网络，即院级质量管理组织、科室和部门质量管理小组以及个人自主管理。依据三级网络建立临床路径管理的三级组织体系，即医院临床路径管理委员会、科室临床路径制定小组、临床路径个案管理者与医务人员（图5）。

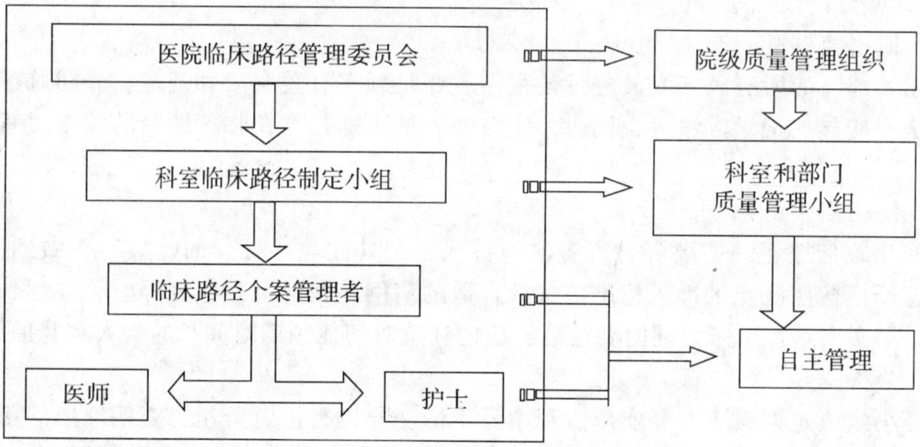

图5　医院临床路径管理组织关系

（二）临床路径个案管理者

1. 个案管理者的作用　从临床路径管理组织关系可以看出，个案管理者扮演着重要的角色。要想临床路径中制定的医疗护理计划及时完成，必须有一名医务人员专门进行监督、管理，这名医务人员我们称为“个案管理者”。在患者入院到出院这段时间内，个案管理者通过观察、监测、追踪病人的医疗护理结果，具体落实临床路径开展中全部协调、计划、监督、评价等工作，及时调整、修订路径计划，确保病人在最短的时间内完成诊治，及时出院。由于个案管理者在临床路径中担负着重要责任，这就要求其具有较强的沟通能力、判断能力、情报收集能力等管理技能。

2. 个案管理者职责

（1）个案管理者负责个案管理，具体落实临床路径开展中全部解释、协调、计划、监督、评价等工作；

(2) 个案管理者可以根据科室具体情况由护士长和负责管理病房的医师担任；

(3) 负责对科室人员的随时的指导；

(4) 每天检查个案路径的完成情况，发现问题及时纠正；

(5) 个案病例发生变异时，与相关医师和护士长交流，进行必要的协调、处理等；

(6) 每天总结全天个案路径完成情况，并指导值班护士完成交班记录；

(7) 在病人出院后进行随访调查，掌握病人的满意度以及三日复诊等情况；

(8) 病人出院后，评价个案路径的实施效果，完成个案评价登记；

(9) 每月对变异情况进行汇总，形成变异分析报告上交临床路径制定小组。

(三) 科室各级医务人员职责

1. 主任医师

(1) 负责指导下级医师的工作，保证临床路径有效、顺利实施；

(2) 查房时检查病人治疗情况与路径要求的符合情况，并对路径的完成情况进行讲评；

(3) 对实施中发生的有争议的变异进行判断，并决定解决方案；

(4) 对路径提出修改意见。

2. 主治医师

(1) 每天巡查时，进行病人健康评估，判断是否合乎临床路径的预期进度，并检查临床路径表内有关项目的执行情况，对不正确的变异及时进行纠正；

(2) 每周查房时，对路径完成情况进行点评；

(3) 教学查房时对有意义的变异进行必要的讲解和说明；

(4) 组织本病区住院医师关于临床路径的教学；

(5) 负责对下级住院医师使用临床路径的指导工作。

3. 住院医师

(1) 每天查房时进行病人健康评估，判断是否合乎临床路径的预期进度，发现不符情况，及时请示上级医师是否继续按路径规定实施治疗；

(2) 发生与路径不符的情况时，应在下达医嘱后通知责任（值班）护士并说明原因，同时应及时向病人进行解释说明。

4. 护士长

(1) 每周护理质量查房时，检查护理人员对路径规定的护理项目完成情况，并对护理路径管理工作实施情况进行点评；

(2) 发生变异时进行判断，并决定解决方案；

(3) 组织病区护士关于临床路径的教学；

(4) 对路径提出修改意见。

5. 护理责任组长

(1) 每天查房时检查护理人员对路径规定的护理项目完成情况；

(2) 每天交接班时检查责任（值班）护士路径文书管理工作实施情况；

(3) 协助个案管理者对发生的变异进行及时的处理；

(4) 协助护士长组织病区护士关于临床路径的教学；

(5) 负责对下级护理人员使用临床路径的指导工作。

6. 责任（值班）护士

（1）按时完成路径表单中与护理有关的项目，包括基础护理和卫生教育等；

（2）在病人入院后，完成路径文书的准备工作；

（3）在病人入院时及时为其提供病人版的路径表单，并详细进行解释和说明。使病人了解路径的意义和变异发生的可能；

（4）随时核对医生的医嘱和病例记录，监督并标记临床路径表单规定项目的执行情况；

（5）在医师的医疗计划和医疗行为与路径规定不符时，及时提醒有关医师，并与其共同商讨加以处理和纠正，将处理不了的变异告知护理责任组长或个案管理者处理；

（6）对于路径实施中发生的变异，及时、详细地进行记录，同时与医师一起对病人进行详细的解释，避免病人的误解；

（7）在病人出院后，协助个案管理者收集整理路径记录单和变异记录单，填写病例个案评价登记表。

（四）文件体系的建立

为确保临床路径有效运行，根据自身的实际情况，建立较为完整的临床路径文件体系，具体包括医师版临床路径表单、变异记录单、标准化医嘱单、术后康复状况评价表、患者版临床路径表单及使用说明、交班记录本、病例个案评价登记表和变异分析报告共九种文件。这些文件从路径开始使用到最终评价，都提供了完整的、详细的记录。下面逐一进行说明。

1. 标准住院流程　标准住院流程是运作临床路径这一新管理模式的整体说明，（内容有疾病诊断名称，编码，诊断依据，选择治疗方案的依据，标准住院日，准入标准，术前准备，选择用药，手术日，麻醉方式，术中用药，术后恢复，术后用药，出院标准，变异，住院费用等），可以说是临床路径的简要操作手册。

2. 临床路径表单　临床路径表单的形式可能多种多样，一般是一个“任务——时间”矩阵，其中特定的任务依时间流程以表格清单的形式罗列出来。不同的科室，不同的制定对象，可以有不同的内容形式。

为便于使用，可以使用特殊字体来帮助区分表单中医师、护士分别需要注意的内容；对条件项目也应有醒目的注释。

通常要制定医师和病人两种版本，病人版与医师版的表单相比专业性内容相对减少，专业术语尽量避免使用，事项的描述也相对简单，但应较为详细地描述患者入院后所要接受的医疗护理服务过程，尤其应注意告知患者由于个体差异和疾病转归的不可预测性，医务人员会依据病情随时对计划进行修改，以避免患者及其家属的误解。

3. 标准化医嘱单　在制定了临床路径表单的基本内容后，要依据现有的医疗习惯，制定相应的标准化医嘱，作为医师下达医嘱的参考。

标准化医嘱单的形式与临床日常使用的医嘱单基本相同，但没有长期医嘱，而是将长期医嘱分解为临时医嘱。同样可以通过特殊字体等形式对条件医嘱项目和需要提醒的项目进行标注，如当静脉滴注抗生素第三天时注明“明日改为口服”字样。（现在为尽量减少文件书写工作量，可以将医嘱单内容放在路径表单栏内。）

4. 变异记录单　变异是指病人的治疗结果或医务人员的医疗护理行为不符合路径预期要求的情况。由于病人的个体差异和治疗结果的不可预测性，发生变异是正常的，是允许的。

有关医务人员必须按照职责规定对变异进行详细的解释和记录。变异记录单中的内容将作为分析路径实施效果的重要参考依据。变异记录的格式可以依据自身医院的实际需要自行设计。表单内容包括：一是表头部分，主要是标题和病例标识；二是变异记录表体部分，包括变异的时间、变异的内容、变异的原因、变异对住院天数的影响以及各级医务人员的签名；三是护士长和主治医师签名，作为文书归档前的最终签名。

5. 交班记录本 本课题认为临床路径管理与医院各项制度相结合的一个重要的环节就是每天科室的早交班。交班记录中应详细交代所管理病例的路径完成情况，变异发生情况、原因以及对住院天数的影响等，尤其应着重汇报关键时间点（入院、手术和出院）的情况，引起各级医护人员注意，使临床路径确实起到督促制度落实、纠正不合理变异的作用。举例如下："新入病人××床，入院诊断为膝骨性关节炎，预行关节镜手术，进入临床路径管理，目前按照计划进展顺利"；"××床，昨日手术，术前住院天数5天，比标准术前住院天数延长2天，原因是双休日不安排手术"等。

6. 术后康复状况评价表 要想使临床路径确实起到降低平均住院天数的作用，必须制定一个出院标准，这个标准应具有科学性、可以量化和带有相对普遍性等特点。从病人手术后第一天开始，要每天对病人进行术后康复状况评估，通过制定评价表，记录每天评估的结果，一旦病人达到出院标准，即使没有达到预定住院天数，也可以安排出院。

7. 病例个案评价登记表和变异分析报告 病例个案评价登记表是记录病例个案临床路径管理效果评价指标实际结果的文书，这些评价指标包括医疗质量指标、医疗费用指标、病人满意度以及专科疾病治疗效果评价指标等。

变异分析报告主要是由个案管理人员定期对路径实施中出现的变异进行汇总、分析后完成，内容主要是对发生变异进行分类，分析引起变异的主要原因，供临床路径制定小组参考。形式上可以运用鱼骨刺图等工具，使分析结果更加直观、一目了然。

以上两种文书将作为改进临床路径表单的重要依据。

8. 其他医疗文书 除上述提到的路径文书外，在长期医疗管理过程中形成的如手术知情同意书、有创检查知情同意书、麻醉知情同意书等一系列行之有效的医疗文书，同样将发挥重要的作用，也是路径文件体系的重要组成部分。

二、临床路径管理制度

（一）临床路径运行流程的设计

在病人入院后，由责任护士将医师版临床路径表单附在其病历的最前面，将各表单表头填写清楚；同时，将病人版的路径表单交给病人，并对其进行详细解释说明；

每天各级医师、护士依照路径规定的内容制定医疗护理计划，医师按照标准化医嘱单开医嘱，由值班护士随时核对医嘱和病历记录，监督并标记临床路径表单规定项目完成情况；对于路径实施中发生的变异，值班护士要及时、详细地在变异记录单上进行记录，并写入交班记录本中，在每天全科早交班时宣读；病人出院后，责任护士负责收集整理路径记录单和变异记录单。

个案管理者在病人出院后认真填写病例个案评价登记表，定期对变异情况进行汇总，形成变异分析报告上交临床路径小组。具体流程见图6。

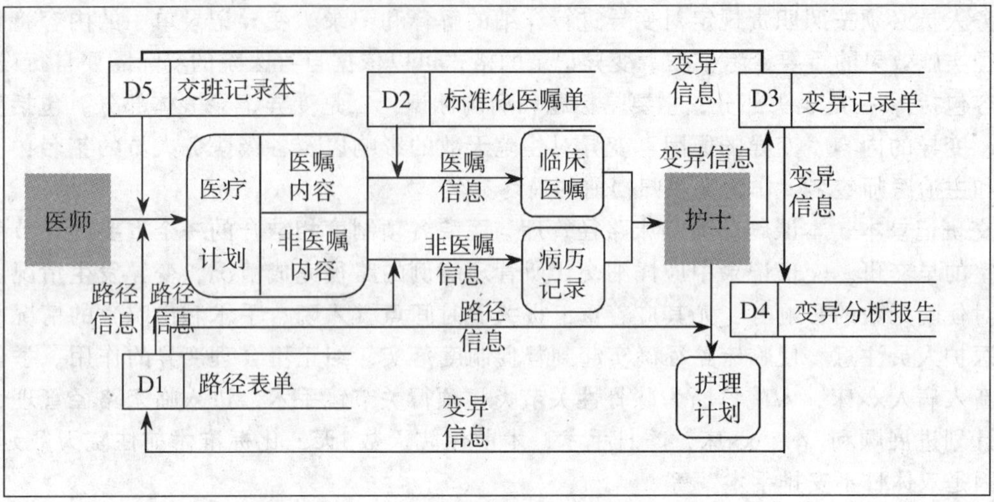

图1-6　临床路径运行流程一览

（二）临床路径管理制度的建立

为做好临床路径管理工作，根据卫生部、总后卫生部等颁布的规章制度及医院制订的有关规定，详细制定科室《临床路径管理规范草案》。规范中对人员职责、文书使用和书写要求、变异的处理、资料管理、值班与交接班、人员教育以及检查与奖惩等都做了明确的说明与规定。

1. 人员职责与查房、执行医嘱制度的结合：为加强临床路径实施中对各级医护人员的管理，在制定各级医护人员职责时，充分结合医院三级查房制度，要求上级医师和护理人员在各级查房中对路径的完成情况进行必要的检查、讲评与指导，确保路径实施的有效性和权威性。结合护理执行医嘱制度，制定各级护理人员的具体分工，使护理人员更多地参加到临床诊疗中，发挥她们的监督、反馈作用。

2. 文书使用与现有病历书写制度结合：为增加医护人员对路径文书的适应性，结合现有病历书写制度，设计便于操作的临床路径文件格式和填写形式，既充分发挥路径的提示、记录等功能，又实现路径对住院诊疗过程的有效控制。为加强各级医护人员有效参与和逐级管理，按照病历签字的要求，在设计路径文书时，同样要求上级医师、护士逐级签字，逐级负责。具体包括：

（1）在病人入院后，由责任护士将医师版临床路径表单附在其病历的最前面，并将病人的一般情况填写清楚；

（2）在病人入院时，由责任护士将病人版的路径表单交给病人，并对其进行详细解释说明；

（3）每天各级医师、护士依照路径规定的内容制定医疗护理计划，医师按照标准化医嘱单开医嘱；

（4）对于路径中医嘱的项目，每天在医师下达医嘱后，值班护士要对照临床路径表单处理医嘱，路径规定项目中与医嘱相符的，在项目后相应的“□”中打“√”；路径规定项目中医嘱没有执行的，经核实确实没有必要的，要在项目前的“□”中打“×”，并在变异记录单中进行记录；对路径规定项目以外的医嘱内容，经核实确实必要的，应在变异记录单中进行记录；

(5) 对于路径中非医嘱内容，责任护士要对照相应病历资料进行监督，如果完成在项目后相应的“□”中用蓝色钢笔打“√”；如果医生和护士没有按时完成，将项目前的“□”要留空，并马上提醒其完成，如果当天没有完成，作为变异进行记录第二天提醒其完成，完成后方可打“√”；

(6) 对于路径实施中发生的变异，值班护士要及时、详细地在变异记录单上进行记录，内容包括发生时间、变异内容、变异原因、对住院日的影响，每条变异记录后要有值班护士、护理责任组长、住院医师和主治医师的签名；

(7) 住院医师与各班次值班护士每天在结束一天的工作后要在医师版的临床路径表单规定的位置签名；

(8) 病人手术后，住院医师每天要根据术后康复状况评价表中规定的指标进行评价，并认真填写，如果病人已经达到出院标准，告知上级医师安排其出院；

(9) 在病人出院后，值班护士负责收集整理路径记录单和变异记录单，并将表单中待填的项目填写完整；

(10) 个案管理者在病人出院后认真填写病例个案评价登记表，每月对变异情况进行汇总，形成变异分析报告上交临床路径制定小组。

3. 变异的管理与值班、交接班制度的结合：为保证路径规定项目及时得到实施，规定了值班医师对未完成的可能影响住院天数主要项目的补救措施，规定了值班护士对路径完成情况的及时检查与记录；为使临床路径真正起到监督控制的作用，将路径变异的管理与现有交接班制度结合，充分抓住科室交班环节，及时反馈路径进展情况与变异信息。具体包括：

(1) 当住院医师休假或不在病区时，值班医师负责完成住院医师对病人的处理；

(2) 当责任护士休假或不在病区时，值班护士负责完成责任护士对病人的处理；

(3) 值小夜班的值班护士负责对当天路径内容进行核对、整理，发现不符情况时，与值班医师商讨并做弥补工作，对无法弥补的作为变异进行记录；值大夜班的护士负责整理当天的变异记录，并完成交班记录，作为全科早交班内容；

(4) 每天科室早交班时，由交班护士宣读交班记录，汇报临床路径管理的新入病例，手术病例和出院病例，说明其路径完成情况，变异发生情况及原因等；

(5) 组织全科早交班的主治医师负责对变异情况进行讲评，对出现的问题提出改正措施；

(6) 对值班期间没有完成的路径项目，值班护士将其作为护理交接班内容，进行提醒、说明。

4. 人员教育与岗前培训制度的结合：为使医护人员对路径实施的流程和各自的职责有充分的了解，结合岗前培训制度，制定临床路径实施中对新入人员的教育制度，以确保临床路径管理“始于教育，终于教育”，得以顺利开展。

(1) 参与实施临床路径的住院医师、硕士（博士）研究生、进修医师及实习医师，由相应科室领导和管病房主治医师，负责对新上岗人员进行临床路径使用等方面的岗位培训；

(2) 参与实施临床路径的护士、实习护士等护理人员，由护理责任组长负责进行临床路径使用等方面的岗位培训；

(3) 参与实施临床路径的护士、实习护士等护理人员，在使用临床路径时必须由带教护士指导使用1周时间后，才能单独书写临床路径文件。

三、变异的管理

(一) 变异的概念

变异（Variance）是指任何病人的结果或医务人员的医疗护理行为不符合路径预期要求的情况。

由于病人的个体差异和治疗结果的不可预测性，发生变异是正常的，是允许的。但在发生变异时，有关医务人员必须按照职责规定对变异进行详细的解释和记录。

对变异的管理应该是临床路径管理的重点，对变异记录和分析的过程就是为临床管理、制定医疗护理计划以及改进路径表单等工作提供信息反馈的过程。通过对变异的分析可以发现临床管理中存在的问题，可以明确诊疗流程中瓶颈所在，也只有对变异进行有效的管理才能使临床路径真正起到缩短住院天数，降低医疗费用，提高医疗质量的作用。

(二) 变异的分类

1. 按照变异发生的性质，可以将变异分为正性变异与负性变异两类。正性变异是指虽然不符合路径的计划，但其发生具有一定的合理性，可以缩短住院天数，使病人在路径规定的时间内提前完成治疗，或是可以减少住院费用。负性变异是指不符合路径的计划，虽然其发生可能具有一定的合理性，但会导致住院天数的延长；或其发生不合理，属于管理的失误，最终导致病人治疗时间延迟或费用增加。对于正性变异应积极分析其合理性，作为改进路径的参考。对于负性变异，应详细分析其原因，对于不合理的负性变异及时纠正，并采取相应措施，避免再次发生。

2. 按照造成变异的原因，可以分为疾病转归造成的变异、医务人员造成的变异、医院系统造成的变异、病人需求所造成的变异四种类型。另外，由于各种原因退出路径管理也属于变异的范畴，但由于其原因多样，可以是以上各种原因引起，所以，将其单独列为一类。对于医院系统造成的变异，应与有关部门进行研究协调，改进系统流程。对于医务人员造成的变异，应认真分析其发生的理由，如果合理，可以作为修改路径的参考，不合理的应进行纠正，避免再次发生。对于病人需求所造成的变异，应分析不同消费人群对医疗服务的不同需求，进行有针对性的卫生教育。而疾病转归造成的变异，如果经常发生，应作为修改路径内容的依据。

3. 按照变异管理的难易程度，可以分为可控变异与不可控变异。可控变异是指其发生不合理，但可以采取相应的措施加以制止和杜绝，属于应该加强管理的内容，医护人员和医院系统原因造成的变异多属于可控范围；不可控变异是指其发生具有一定的合理性，疾病正常转归、病人需求和退出路径管理的情况多数属于不可控变异的范畴。本课题认为，根据帕雷托法则，不可控变异事项发生的人数不应该超过总人数的20%，如果超过这个标准，应考虑修改临床路径的内容。

(三) 变异的管理方法

结合医院目前三级检诊、值（交接）班制度，建立变异的管理方法，主要有以下几点：

1. 住院医师和责任护士在制定医疗护理计划时不允许擅自决定偏离路径内容，必须经过护理责任组长和主治医师的同意并签名；

2. 护理责任组长和主治医师负责每天对住院医师和护士制定的医疗护理计划进行检查，发生变异时要进行判断，如果合理要批准并在变异记录单签名，如果不合理要进行纠正；

3. 发生影响住院天数的变异时，住院医师要向责任护士进行说明和解释，由责任护士在临床路径表单当日的“住院日期”位置用红色钢笔注明“推迟手术一天”或“推迟出院一天”等字样，由责任护士在变异记录表中进行记录和说明；

4. 当发生严重偏离路径的变异（如严重的并发症、改变术式等），不能继续按照路径要求完成治疗护理，经主治医师同意后，退出路径管理，由责任护士在临床路径表单中当日的“住院日期”位置用红色钢笔注明“退出路径”字样，并在变异记录单中记录和说明。

参考文献

1. 王冬，朱士俊，董军，等. 临床路径制定对象的选择. 解放军医院管理杂志，2003（2）：129-129

2. 朱士俊. 临床路径在医疗质量实时控制中的应用研究. 中华医院管理杂志，2003（10）：594-596

3. 王冬，朱士俊，王岩，等. 临床路径管理方法的建立. 中华医院管理杂志，2003（10）：596-597

4. 王冬，朱士俊，董军，等. 项目时间管理在制定临床路径标准住院天数中的应用. 中华医院管理杂志，2003（10）：598-599

5. 王冬，朱士俊，张明学，等. 骨科关节镜手术病例临床路径变异的管理与分析. 中华医院管理杂志，2003（10）：600-601

6. 朱士俊. 医疗质量管理发展现状及展望. 解放军医院管理杂志，2003（3）：204-206

7. 朱士俊，李泽平. 加入世界贸易组织对我国医疗行业的影响及对策. 中华医院管理杂志，2002（4）：193-196

8. 朱士俊. 关于现代医院管理的几个问题. 中国医院，2003（12）：25-28

9. 王冬，董军，朱士俊. 临床路径——临床医疗的标准化管理模式. 医院管理论坛，2003（1）：38-42

10. 董军，朱士俊，曹秀堂，等. 医疗质量实时控制的基础条件与实施. 中华医院管理杂志,2002，18：333-335

11. 朱士俊，董军，曹秀堂，等. 医疗质量实时控制研究概述. 中华医院管理杂志，2002，18：331-333

12. 张正华，刘援增，肖先福，等. 加入世界贸易规则参与国际竞争. 中华医院管理杂志，2002，18：12-15

13. 黄伟灿，陈剑伟，朱晓军. 中国加入WTO后医院的基本应对策略. 中华医院管理杂志，2002，18：15-17

14. 马俊，刘兵主编. 实用医院质量管理学，天津：天津社会科学院出版社，1999. 10-12

15. 张立平主编. 军队医院管理学. 北京：人民军医出版社，1997. 373-382

16. 王太和，陶树清，等. 我院实施ISO9000族标准的探讨. 中华医院管理杂志，2000，16：601-603

17. 杨建国主编. 护理行业实施ISO9000实践与指南. 广州：广东科技出版社，2001，16：601-603

18. 黄惠英. 医疗质量保证的国际趋势. 国外医学·医院管理分册；1999（1）：1-5

19. Greenfield，-E. Critical pathways：what they are and what they are not，J-Burn-Care-Rehabil 1995 Mar-Apr；16（2 Pt 2）：196-7

20. Buffa ES. Modern Production Management. 3rd ed. New York：John Wiley & Sons；1969

21. Wahner HM. Principles of Operations Research. 2nd ed. Englewood Cliffs, NJ：Prentice-Hall；1975

22. Christopher P. Cannon，Patrick T. O'Gara. Critical Pathways in Cardiology. Philadelphia: Lippincott Williams &Wilkins. 2001：3-5

23. 张斌，吴立武，等. 从相关主题词发展状况对比国内外医院管理研究的差异. 中国医院管理, 2002（5）：7-9

24. Pam Cornwell. Designing Tools for Pathway Implementation and Evaluation. J-Burn-Care-Rehabil. 1995 Mar-Apr；16（2 Pt 2）：202-208

25. Kealey，-G-P；Burger，-M. Utilization of critical pathways to facilitate clinical care. J-Burn-Care-Rehabil. 1995 Mar-Apr；16（2 Pt 2）：214-6

26. Anonymous. Renal transplantation path saves $34K per patient. Hosp-Case-Manag. 1999 Jan; 7（1）: 5-8

27. Hampton DC. Implementing a managed care framework through caremaps. J Nurs Adm. 1993；23：21-27

28. Chen A Y, Callender D, Mansyur C, et al. The impact of clinical pathways on the practice of head and neck

oncologic surgery: The University of Texas MD Anderson Cancer Center experience. Archives of Otolaryngology–Head & Neck Surgery 2000; 126（3）, 322–326

29. Davis JT，Allen HD，Cohen DM. The fiscal impact of practice patherns in pediatric cardiac surgery. Am J Cardiol. 1994；74；512–514

30. Trubo R. If this is cookbook medicine，you may like it. Med Econ. 1993；70：69–72，77–78，80–82

31. Lord J. Practical strategies for implementing continuous quality improvement. Manag Care Q. 1993；1：43–52

32. Capuano, T, A（1995）,Clinical pathways practical approaches, positive outcomes. Nursing Management, 26（1）: 24–37

33. 理查德·科克著. 李汉昭，编译. 帕雷托80/20效率法则. 海潮出版社. 2001，63–110

34. 屈会起，张金钟，邱明才. 循征医学是临床医学发展的必然. 中华医院管理杂志，2000，16（6）: 330–332

35. Dennis Lock. Project Management, 6th Edition, Grower Publishing Limited, England. 1996, p125–215

36. M. Pete Spinner. Elements of Project Management: Plan, Schedule and Control, 2nd Edition, Prentice Hall, Inc. Englewood Cliffs, New Jersey, 1992, 15–64

37. Alber Lester. Project Planning and Control, Butterworths & Co.,（Publishers）Ltd. England, 1982

38. Keith Locker and Jame Gordon. Critical Path analysis and Other Project Network Techniques, 1st Edition, Pitman Publishing London. 1991, p111–117

39. Wang Gegei. "Project Management Effectively Promote the Working Efficiency：Time–based Planning, Schedule and Control", PEPs, Liverpool Business School, JMU, UK, 1999

40. Joseph J. Moder, Ceil R. Phillips and Edward W. Davis Project Management with CPM, PERT and Precedence Diagramming, 3rd Edition, Van Nostrand Reinhold Company Inc.，1993, p 18–22, p 167–170

41. 黄津芳. 香港医院护理管理特点. 解放军护理杂志,2002 Jan;19（1）43–45

42. 刘玉馥, 王仙园, 李洁. 国外护理管理现状. 实用护理杂志,2001（5）: 51–52

43. 李丽娜. 军队医院推行社区护理初探. 解放军医院管理杂志, 2001 Apr;8（2）:141–142

44. 雪丽霜, 杨晓娅. 日本对临床护理路径管理的研究. 国外医学护理学分册, 2001（12）: 547–549

45. Nathan R, Judith Hochman, eds. Clinical pathway. Med–J–Aust. 1999 Jun 18；170（2）: 54–55

46. Pearson SD，Goulart–Fisher D，Lee TH. Critical pathways as a strategy for improving care； problems and potential，Ann Intern Med 1995；123：941–948

47. 朱士俊，董军. 医院管理与信息利用. 北京：人民军医出版社，2001，70–74

48. Yandell B. Critical paths at Alliant Health System. Qual Manag Health Care. 1995；3：55–64

第二部分

临床路径的主要内容

1 临床路径标准住院流程

________临床路径标准住院流程

适用对象：第一诊断为__________(ICD10：______)：

诊断依据：根据__________

1.

2.

3.

选择治疗方案的依据：根据__________

1.

2.

3.

临床路径标准住院日为____天

进入路径标准：1. 第一诊断必须符合ICD10____________疾病编码。

2. 当患者同时具有其他疾病诊断但在住院期间不需要特殊处理也不影响第一诊断的临床路径流程实施时，可以进入路径。

3.

4.

术前准备______天　所必须的检查项目：

1.　　2.　　3.　　4.

选择用药：抗生素____________类，预防性用药时间为______天

手术日为入院第______天

麻醉方式：______________　　手术材料：__________

术中用药：　　输血：　　病理：

术后住院恢复______天

必须复查的检查项目

1.　　2.　　3.　　4.

术后用药：

抗生素______________类，用药时间______天

出院标准：（围绕一般情况、切口情况、第一诊断转归）

1.

2.

3.

有无变异及原因分析：

2 临床路径标准住院表单

________临床路径

适用对象：第一诊断__________(ICD10：______) 拟行________术

患者姓名：　　　　性别：　　年龄：　　　门诊号：　　　住院号：

住院日期：____年__月__日　出院日期：____年__月__日　标准住院日__天

<table>
<tr><td>日期</td><td colspan="3">住院第一天</td><td colspan="3">住院第二天</td><td colspan="3">住院第三天</td></tr>
<tr><td>诊疗工作</td><td colspan="3">□
□
□
□
□
□
□
□
□</td><td colspan="3">□
□
□
□
□
□
□
□
□</td><td colspan="3">□
□
□
□
□
□
□
□
□</td></tr>
<tr><td>医嘱</td><td colspan="3">长期医嘱：
□
□
□
□
□
□
□
□
□
临时医嘱：
□
□
□
□</td><td colspan="3">长期医嘱：
□
□
□
□
□
□
□
□
□
临时医嘱：
□
□
□
□</td><td colspan="3">长期医嘱：
□
□
□
□
□
□
□
□
□
临时医嘱：
□
□
□
□</td></tr>
<tr><td>护理工作</td><td colspan="3">□
□
□
□
□</td><td colspan="3">□
□
□
□
□</td><td colspan="3"></td></tr>
<tr><td>变异</td><td colspan="3">□无　□有，原因：</td><td colspan="3">□无　□有，原因：</td><td colspan="3">□无　□有，原因：</td></tr>
<tr><td rowspan="2">护士签名</td><td>白班</td><td>小夜班</td><td>大夜班</td><td>白班</td><td>小夜班</td><td>大夜班</td><td>白班</td><td>小夜班</td><td>大夜班</td></tr>
<tr><td></td><td></td><td></td><td></td><td></td><td></td><td></td><td></td><td></td></tr>
<tr><td>医师签名</td><td colspan="3"></td><td colspan="3"></td><td colspan="3"></td></tr>
</table>

________临床路径

<table>
<tr><td>日期</td><td colspan="6">住院第____天（手术日）
术 前　　　　　　　　术 后</td><td colspan="3">住院第____天
（术后第一天）</td></tr>
<tr><td>诊疗工作</td><td colspan="3">□
□
□
□
□
□
□
□
□</td><td colspan="3">□
□
□
□
□
□
□
□
□</td><td colspan="3">□
□
□
□
□
□
□
□
□</td></tr>
<tr><td>医嘱</td><td colspan="3">长期医嘱：
□
□
□
□
□
□
□
□
□
临时医嘱：
□
□
□
□</td><td colspan="3">长期医嘱：
□
□
□
□
□
□
□
□
□
临时医嘱：
□
□
□
□</td><td colspan="3">出院医嘱：
□
□
□
□
□
□
□
□
□
□
□</td></tr>
<tr><td>护理工作</td><td colspan="3">□
□
□
□
□</td><td colspan="3">□
□
□
□
□</td><td colspan="3"></td></tr>
<tr><td>变异</td><td colspan="3">□无 □有，原因：</td><td colspan="3">□无 □有，原因：</td><td colspan="3">□无 □有，原因：</td></tr>
<tr><td rowspan="2">护士签名</td><td>白班</td><td>小夜班</td><td>大夜班</td><td>白班</td><td>小夜班</td><td>大夜班</td><td>白班</td><td>小夜班</td><td>大夜班</td></tr>
<tr><td></td><td></td><td></td><td></td><td></td><td></td><td></td><td></td><td></td></tr>
<tr><td>医师签名</td><td colspan="3"></td><td colspan="3"></td><td colspan="3"></td></tr>
</table>

______临床路径

<table>
<tr><td>日期</td><td colspan="3">住院第____天
（术后第二天）</td><td colspan="3">住院第____天
（术后第三天）</td><td colspan="3">住院第____天
（出院日）</td></tr>
<tr><td>诊疗工作</td><td colspan="3">☐
☐
☐
☐
☐
☐
☐
☐
☐</td><td colspan="3">☐
☐
☐
☐
☐
☐
☐
☐
☐</td><td colspan="3">☐
☐
☐
☐
☐
☐
☐
☐
☐</td></tr>
<tr><td>医嘱</td><td colspan="3">长期医嘱：
☐
☐
☐
☐
☐
☐
☐
☐
☐
临时医嘱：
☐
☐
☐
☐</td><td colspan="3">长期医嘱：
☐
☐
☐
☐
☐
☐
☐
☐
☐
临时医嘱：
☐
☐
☐
☐</td><td colspan="3">出院医嘱：
☐
☐
☐
☐
☐
☐
☐
☐
☐
☐
☐</td></tr>
<tr><td>护理工作</td><td colspan="3">☐
☐
☐
☐
☐</td><td colspan="3">☐
☐
☐
☐
☐</td><td colspan="3"></td></tr>
<tr><td>变异</td><td colspan="3">☐无 ☐有，原因：</td><td colspan="3">☐无 ☐有，原因：</td><td colspan="3">☐无 ☐有，原因：</td></tr>
<tr><td rowspan="2">护士签名</td><td>白班</td><td>小夜班</td><td>大夜班</td><td>白班</td><td>小夜班</td><td>大夜班</td><td>白班</td><td>小夜班</td><td>大夜班</td></tr>
<tr><td></td><td></td><td></td><td></td><td></td><td></td><td></td><td></td><td></td></tr>
<tr><td>医师签名</td><td colspan="3"></td><td colspan="3"></td><td colspan="3"></td></tr>
</table>

3 临床路径患者告知书

______临床路径患者告知书

日期	入院第一天	入院第二天	入院第三天
医生的工作			
护士的工作			
患者及家属的工作			

<table>
<tr><td rowspan="2">日　期</td><td colspan="2">入院第____天(手术日)</td><td rowspan="2">入院第____天
(术后第一天)</td></tr>
<tr><td>术　前</td><td>术　后</td></tr>
<tr><td>医生的工作</td><td></td><td></td><td></td></tr>
<tr><td>护士的工作</td><td></td><td></td><td></td></tr>
<tr><td>患者及家属的工作</td><td></td><td></td><td></td></tr>
</table>

日期	入院第____天 （术后第二天）	入院第____天 （术后第三天）	入院第____天 （出院日）
医生的工作			
护士的工作			
患者及家属的工作			

4 手术、麻醉知情同意书

手术知情同意书

姓名：　　性别：　　年龄：　　入院日期：　　病历号：

术前诊断：	手术名称：

一、手术目的和原因

□ 1.

□ 2.

□ 3.

□ 4.

二、手术可能发生的情况和准备采取的对策

□ 1.

□ 2.

□ 3.

医师签名

年　月　日

如出现上述情况，医院方面会积极抢救治疗，但在情况严重时病人会有生命危险。病人本人及家属对院方所交代的上述手术风险是否理解、认识、并在思想及经济上能予以承担，请认真、慎重的考虑，如果同意手术请签字为凭。

患者及/或受委托人对患者病情、上述风险及并发症已充分了解，对上述并发症严重时可能会导致病人终生残废，甚至危及患者生命情况已充分认知；经患者本人及/或受委托人慎重考虑，自愿承担由此所带来的风险，保证医疗费用，并望医师尽职尽责完成好此次手术；授权医师可根据病人情况，更改手术方式，扩大或缩小手术范围。若在术时、术后发生意外情况，请医师给予必要处置。

患者（委托人）签名

家属（被委托人）签名　　　　委托人与被委托人的关系

年　月　日

麻醉知情同意书

姓名：　　性别：　年龄：　入院日期：　　病历号：

<table>
<tr><td>术前诊断</td><td></td><td>手术名称</td><td></td></tr>
<tr><td colspan="4">为配合手术（检查）顺利进行，拟对患者______实施（全麻气管插管、椎管内麻醉、神经阻滞麻醉、局麻+基础、低温麻醉、控制性降压、其他：____________），在麻醉操作过程中，有可能出现下列情况：</td></tr>
<tr><td rowspan="2">麻醉过程中可能出现的医疗意外、并发症</td><td>医疗意外</td><td colspan="2">□ 1.
□ 2.
□ 3.
□ 4.
□ 5.</td></tr>
<tr><td>并发症</td><td colspan="2">□ 1.
□ 2.
□ 3.
□ 4.
□ 5.
□ 6.
□ 7.
□ 8.
□ 9.
□ 10. 其他</td></tr>
<tr><td colspan="4">我们将以高度的责任心，认真执行麻醉技术操作规程，全力做好麻醉工作。尽管麻醉过程中上述情况发生的几率很低，但目前的医疗技术手段做不到绝对避免。我们根据国家有关法律法规的规定，充分尊重患者或其家属的知情权，特此告知。患者或其亲属对此明知。如同意，请履行知情同意书签字手续。</td></tr>
<tr><td colspan="4">患者________
家属（被委托人）________与患者关系________

麻醉医师________
年　月　日</td></tr>
</table>

第三部分

临床路径在部分病种住院诊疗中的应用

1 乳腺癌

乳腺癌临床路径标准住院流程

适用对象：第一诊断为 乳腺癌 （ICD10：C50、D05）

诊断依据：根据《临床诊疗指南–外科学分册》（中华医学会编著，人民卫生出版社 2006 年 12 月第 1 版）

1. 体检有明确体征：肿块、边界不清、与皮肤粘连、橘皮样症等
2. 彩超和钼靶提示
3. 病理：穿刺或活检

选择治疗方案的依据：根据《临床技术操作规范–普通外科分册》（中华医学会编著，人民军医出版社 2007 年 1 月第 1 版）

1. 手术：（活检）改良根治术:明确乳腺癌患者
2. 手术：保乳手术：有保乳意愿、肿瘤条件允许的乳腺癌患者
3. 手术：其他术式：不适合上述手术方式的乳腺癌患者

临床路径标准住院日为 10~14 天

进入路径标准：1. 第一诊断必须符合 ICD10 C50、D05 乳腺癌 疾病编码

2. 当患者同时具有其他疾病诊断时，但在住院期间不需要特殊处理也不影响第一诊断的临床路径流程实施时，可以进入路径

术前准备 3~5 天（指工作日）所必须的检查项目：

1. 血液化验：血（尿便）常规、生化全项、输血九项、凝血四项
2. 胸片、心电图、超声心动和肺功能（老年人或既往有相关病史者）
3. 乳腺彩超、钼靶摄片

选择用药：抗生素 二代头孢或喹诺酮 类，预防性用药时间为 1 天

手术日为入院第 3~7 天

麻醉方式：全麻或局麻（局部扩大切除者） 手术内固定物：皮肤钉合器的应用

术中用药：*麻醉常规用药*、术后镇痛泵的应用 输血：视术中情况而定

病理：冰冻加石蜡切片

术后住院恢复 7~10 天

必须复查的检查项目：无，根据当时病人情况而定

术后用药：

抗生素 二代头孢或喹诺酮 类，用药时间 0~2 天

出院标准：（围绕一般情况、切口情况、第一诊断转归）

1. 伤口愈合好：引流管拔除、伤口无感染、无皮下积液（或门诊可处理的少量积液）；无皮瓣坏死。

2. 没有需要住院处理的并发症和/或合并症。

有无变异及原因分析：

1. 有影响手术的合并症，需要进行相关的诊断和治疗。

2. 不能耐受改良根治术的患者，行局部扩大切除。

3. 有保乳愿望的乳腺癌患者，不能行常规保乳手术，行一期乳房再造手术。

4. 行保乳手术时，必要时需要行 CT、核磁等检查以明确肿瘤范围。

5. 术前行 Core needle、麦默通等穿刺活检等等……。

乳腺癌　临床路径

适用对象：第一诊断：乳腺癌（ICD10：C50、D05）拟行乳腺癌改良根治术或保乳术

患者姓名：　　性别：　年龄：　门诊号：　住院号：

住院日期：____年__月__日　出院日期：____年__月__日　标准住院日 10~14 天

日期	住院第一天	住院第二天	住院第三~七天（手术日）
诊疗工作	□ 将“乳腺肿瘤诊疗计划书”交给患者 □ 询问病史及体格检查 □ 完成病历书写 □ 开化验单 □ 上级大夫查房与术前评估 □ 初步确定手术方式	□ 上级大夫查房 □ 完成术前准备与术前评估 □ 穿刺活检（视情况而定） □ 根据体检、彩超、钼靶、穿刺病理结果等，行术前讨论，确定手术方案 □ 完成必要的相关科室会诊 □ 住院大夫完成术前小结、上级大夫查房记录等病历书写 □ 签署手术知情同意书、自费用品协议书、输血同意书 □ 向患者及家属交待围手术期注意事项	□ 手术 □ 术者完成手术记录 □ 住院大夫完成术后病程记录 □ 上级大夫查房 □ 向患者及家属交待病情及术后注意事项
医嘱	**长期医嘱：** □ 外科Ⅱ级护理常规 □ 饮食： ◎普食◎糖尿病饮食◎其他 **临时医嘱：** □ 血尿便常规检查、凝血四项、输血九项、生化全项、胸片、心电图 □ 乳腺彩超、钼靶摄片 □ 肺功能、超声心动（视患者情况而定） □ 必要时行乳腺 CT、核磁检查	**长期医嘱：** □ 患者既往基础用药 **临时医嘱：** □ 术前医嘱： 1) 常规准备明日在 ◎局麻◎局麻备全麻◎全麻下行◎乳腺肿物切除活检备改良根治术◎乳腺肿物切除活检备局部扩大切除+腋窝淋巴结清扫术（保乳手术）◎乳腺肿物局部扩大切除术◎乳腺癌改良根治术 □ 术前禁食禁水 □ 抗生素：头孢二代或喹诺酮类等 □ 一次性导尿包 □ 其他特殊医嘱	**长期医嘱：** □ 明日普食 □ 腋窝引流：酌情处理 □ 尿管接袋计量 **临时医嘱：** □ 今日在 ◎局麻◎局麻+全麻◎全麻下行◎乳腺肿物切除活检+改良根治术◎乳腺肿物切除活检+保乳手术◎乳腺肿物局部扩大切除术◎乳腺癌改良根治术 □ 心电监护、吸氧__小时 □ 10%GS1000ml、5%GNS 1000 ml iv drip st □ 其它特殊医嘱 □ 抗生素：头孢二代或喹诺酮类等（根据情况）
护理工作	□ 介绍病房环境、设施和设备 □ 入院护理评估	□ 宣教、备皮等术前准备 □ 提醒患者明晨禁水	□ 随时观察患者病情变化 □ 术后心理与生活护理
变异	□ 无 □ 有，原因	□ 无 □ 有，原因：	□ 无 □ 有，原因：

护士签名	白班	小夜班	大夜班	白班	小夜班	大夜班	白班	小夜班	大夜班
医师签名									

乳腺癌 临床路径

日期	术后第一日	术后第三日	住院第十~十四天 （出院日）
诊疗工作	□ 上级大夫查房，注意病情变化 □ 住院大夫完成常规病历书写 □ 注意引流量 □ 注意观察体温、血压等	□ 上级大夫查房 □ 住院大夫完成常规病历书写 □ 根据引流情况明确是否拔除引流管	□ 上级大夫查房，进行手术及伤口评估，确定有无手术并发症和切口愈合不良情况，明确是否出院 □ 完成出院记录、病案首页、出院证明书等，向患者交待出院后的注意事项，如：返院复诊的时间、地点，发生紧急情况时的处理等
医嘱	**长期医嘱：** □ 普食 **临时医嘱：** □ 止吐 □ 止痛 □ 10%GS1000ml、5%GNS1000ml iv drip st（根据情况） □ 抗生素：头孢二代或喹诺酮类（根据情况）	**长期医嘱：** □ 停引流计量 □ 停尿管接袋计量 **临时医嘱：** □ 换药	**出院医嘱：** □ 出院带药：
护理工作	□ 随时观察患者情况 □ 术后心理与生活护理 □ 指导术后患者功能锻炼	□ 随时观察患者情况 □ 术后心理与生活护理指导 □ 指导术后患者功能锻炼	□ 指导患者办理出院手续
变异	□ 无 □ 有，原因：	□ 无 □ 有，原因：	□ 无 □ 有，原因：
护士签名	白班	小夜班	大夜班	白班	小夜班	大夜班	白班	小夜班	大夜班
医师签名			

乳腺癌 临床路径患者告知书

日期	入院第一天	入院第二天	入院第三天
医生的工作	您的负责医师会到您的床旁自我介绍。然后，他/她会详细询问您的病情、病史，并为您做身体检查。我们会根据您的情况决定需要作那些相关的检查、是否请相关科室会诊。上级医师会到您的床旁为您做进一步检查，并进行手术前的评估。	根据您的情况决定是否需要进行乳腺B超、钼靶的检查或复查。部分患者可能需要进行术前穿刺活检。必要时行超声心动、肺功能等检查，并请相关科室会诊。	手术前1天，我们会根据各项检查的结果，向您或家属详细说明其中的意义，并作手术评估；和您充分沟通后明确手术的方案，具体介绍手术时间、意义、过程、效果以及可能的风险和并发症。在征得你们的同意后，需要您或您的家人或您的法定代理人签署"手术知情同意书"。如果手术中需要输血，你们还需签署"输血知情同意书"。
护士的工作	护士在安排好您的床位后，会向您介绍科室的环境、设施和住院期间的注意事项，并进行护理评估。	护士或医师会到您的床旁取血进行化验，并由外勤护士带领您进行心电图、胸片等术前常规检查。	护士会在术前1日为您进行术前指导，完成各项术前准备工作，向您介绍手术前的注意事项，提醒您午夜后禁食、禁水等。
患者及家属的工作	请详细述说病史，如果您患有高血压、冠心病、糖尿病等疾病并在服药治疗，请务必告知您的负责医师。并准备好疾病相关的资料和就诊记录。	请在取血后再用早餐。需要时留取大、小便标本进行化验。当天有许多检查，请尽量在病室内等候。	请和大夫充分沟通，明确表明您对治疗的想法、要求，并最后确定手术方案。并在术前的午夜后禁食、禁水等。

	入院第四天(手术日)	入院第七天(术后第三天)	入院第__天(出院日)
医生的工作	术前根据需要去彩超室或钼靶室定位。根据您的病情，手术可能先行局麻+/或全麻下进行。术前会预防性用抗生素一次。术后会给予静脉输液治疗，必要时给予吸氧、心电监护。	我们会根据引流量的情况决定是否拔除引流管：皮瓣引流<10ml、腋窝引流<20ml。	我们会在术后 7 天去除您胸部的加压包扎并检查伤口；如伤口情况良好，您就可以出院了。我们会告知您出院后复查的时间、地点。并在出院证明书上写明。
护士的工作	手术结束返回病房后，护士会按照医嘱对您进行治疗、进行术后的护理和指导，夜间会到您的床旁巡视。并将引流管接负压和空针。	护士会根据您的情况对您进行术后的心理和生活的护理。	护士会给您办理出院手续，并告知您出院后注意事项，以及办理出院的时间、地点。
患者及家属的工作	全身麻醉下进行的手术需在麻醉恢复室待麻醉恢复清醒后再返回病房，请家属耐心等待。术后六小时后可少量饮水、不进食。晚上疼痛可呼值班大夫行止痛治疗。	引流管一般在术后 3 天时拔除；如引流量多，会观察一天。拔除引流管后可以酌情行患肢的功能锻炼。并在床边坐立没有异常感觉后，在家人陪同下，下床适当活动。	出院当天上午等电脑结算完成后，您可以去住院处办理出院手续。并明确复查的时间、地点，出院后您可以进行相应的患肢功能锻炼。

需指出患者个体差异和疾病转归存在不可预测性，上述计划仅适合于“常规情况”。如果需要，我们将根据病情随时调整计划并向您说明。希望您和您的家人依据上述计划监督我们的工作。

手术知情同意书

手术（操作）志愿书

病历号：______

<table>
<tr><td>一
般
项
目</td><td>姓名____________ 性别____________ 年龄____________
科室____________ 病房____________ 床号____________
目前诊断：乳腺癌

拟行手术（操作）名称：乳腺癌改良根治术或保乳术</td></tr>
<tr><td>风
险
告
知</td><td>鉴于患者所患疾病，需实施本项手术（操作），但本项手术（操作）是一种创伤性医疗手段，存在一定的医疗风险，特此郑重向患者或家属告知，施行本项手术（操作）的术中或术后可能发生的意外情况和并发症，包括 (但不限于)：

1）麻醉意外
2）心、脑血管意外
3）术中血管损伤，如腋静脉等，而导致出血
4）术中损伤周围组织，如损伤胸背、胸长、臂丛及腋神经
5) 术中淋巴管损伤，致术后淋巴水肿、淋巴漏
6) 确诊以术后石蜡病理为准，术后病理可能为良性
7) 术中术后栓塞造成相应器官损伤
8) 术后影响美容，术后影响哺乳
9）术后皮下积液、皮瓣坏死
10）术后切口感染、愈合不良
11）术后患侧上肢麻木、肿胀、活动障碍
12）术后肿瘤复发，转移
13) 其他
14）保乳手术：术中送切缘病理，如两次切缘回报为恶性，或术中见肿瘤不具备保乳条件，则行改良根治术

以上情况的发生，严重时可致生命危险，请家属慎重考虑，如同意手术，请签字。

如果不进行手术，患者可能面临的风险是：
1) 肿瘤继续增大；
2) 肿瘤继续恶变，转移；
3) 贻误手术时机，再次手术时不得不扩大切口范围，影响美容。

医师签字：____________日期：____________</td></tr>
</table>

手术操作志愿申请及授权委托声明	经过医生详细告知，我已充分了解病情及上述风险，并理解这是目前医学上难以避免的风险。经认真考虑，我志愿选择此项手术（操作）治疗，并有充分的思想准备愿意承担可能面临的风险。在此特申请并授权委托×××××医院为我施行此项手术（操作）。 患者签字：__________ 家属签字：__________ 与患者关系：__________ 签字日期：__________ 签字日期：__________
手术操作拒绝声明	经过医生详细告知，我已充分了解病情及不进行手术（操作）可能发生的后果，经认真考虑，我自主决定拒绝手术（操作）治疗，并且愿意承担因不施行手术 (操作) 而发生的一切后果，特此签字声明。 患者签字：__________ 家属签字：__________ 与患者关系：__________ 签字日期：__________ 签字日期：__________
备注	

注：1. 请在认真考虑后做出您的选择，根据您的决定在相应声明处书写**“我做以上声明”**字样并签字；

2. 签字者原则上应为患者本人，家属可以但并非必须同时签字。在患者本人丧失行为能力或因保护性医疗无法签字时，需由其法定代理人或委托代理人作为家属签字。

麻醉知情同意书

姓名：　　性别：　年龄：　入院日期：　　病历号：

<table>
<tr><td>术前诊断</td><td>乳腺癌</td><td>手术名称</td><td colspan="2">乳腺癌改良根治术或保乳术</td></tr>
<tr><td colspan="5">为配合手术（检查）顺利进行，拟对患者______实施（全麻气管插管、椎管内麻醉、神经阻滞麻醉、局麻+基础、低温麻醉、控制性降压、其他：__________），在麻醉操作过程中，有可能出现下列情况：</td></tr>
<tr><td rowspan="2">麻醉过程中可能出现的医疗意外、并发症</td><td>医疗意外</td><td colspan="3">□ 1. 心脑血管意外。
□ 2. 过敏反应。
□ 3. 误吸、插管损伤，包括牙齿脱落、环杓关节脱位等。
□ 4. 麻醉苏醒延迟，个别病人可能需要呼吸机支持。
□ 5. 因病情需要实施有创检测所引起的并发症。
□ 6. 其他</td></tr>
<tr><td>并发症</td><td colspan="3">□ 1. 全身麻醉后，出现恶性高热、精神异常、肌松剂敏感致长时间无呼吸，积极抢救后仍出现不良后果。
□ 2. 按操作规程进行脊椎穿刺、插管、注射麻醉药物后，发生腰背痛、头痛、硬膜外血肿、神经损伤，甚至截瘫致残等不良后果。
□ 3. 气管插管过程中，虽按常规操作，发生牙齿脱落、鼻出血、唇出血、喉头痉挛、喉水肿、声带损伤、支气管痉挛等不良后果。
□ 4. 椎管阻滞穿刺或局麻时，已严格按常规消毒操作，仍发生穿刺或注射部位感染。
□ 5. 局麻时，注射常规剂量局麻药物发生中毒、过敏或高敏反应等不良后果。
□ 6. 因麻醉和手术需要行有创动、静脉监测时，发生血气胸或血管损伤。
□ 7. 神经阻滞麻醉导致血肿、血气胸等。
□ 8. 麻醉诱发、加重已有的合并症，导致组织器官功能衰竭。
□ 9. 麻醉过程中，发生各种心律失常、神经反射及血流动力学改变等。
□ 10. 其他</td></tr>
<tr><td colspan="5">我们将以高度的责任心，认真执行麻醉技术操作规程，全力做好麻醉工作。尽管麻醉过程中上述情况发生的几率很低，但目前的医疗技术手段做不到绝对避免。我们根据国家有关法律法规的规定，充分尊重患者或其家属的知情权，特此告知。患者或其亲属对此明知。如同意，请履行知情同意书签字手续。</td></tr>
<tr><td colspan="5">患者________
家属（被委托人）________与患者关系________

麻醉医师________
年　月　日</td></tr>
</table>

乳腺癌治疗临床路径的制定

北京协和医院乳腺中心 茅 枫 孙 强 刘雁斌

乳腺癌是全球范围内第二位最常见的恶性肿瘤，是女性最常见的恶性肿瘤，占女性新发癌症总数的1/3，死亡率占所有妇女癌症的17%，居妇女各类恶性肿瘤死亡率的首位。每年，全世界约有135万妇女被诊断为乳腺癌，其中42万死亡。

乳腺癌作为一种全身性的疾病，治疗方面需要通过手术和综合治疗：如化疗、放疗、内分泌治疗、新辅助治疗以及整形手术的应用。同时，在治疗过程中，也需要护理方面的积极配合。而规范的治疗和护理方案的确立，可以最大限度地改善治疗质量和效率。这也是我们最早制定乳腺癌治疗临床路径的目标。

乳腺癌治疗临床路径作为一种“任务-时间矩阵”，是一种跨学科的、综合的治疗方式，需要以天为基础制定每个医护人员的作用和责任。

最早，我们制定治疗的临床路径有几个朴素的想法：在保证治疗质量的前提下，一是在尽量减少患者的住院时间，二是尽量减少患者的住院费用；同时，通过规范化的治疗方案，减少医护人员的差错和工作量。（具体流程详见：临床路径表单）

对于流程中术前住院天数的确定，需要考虑到各家医院辅助检查的时间和手术日的确定。我们医院的新患者一般在中午左右入院，当天明确病史和有无合并症等，于第二天取血做化验，并作各种相关的辅助检查。当天下午，各种化验单都能返回病室；如果有异常，尽快请相关科室会诊。同时，护理人员的宣教也必不可少。然后就是对手术日的等待了。这其中，关键是存在许多变异因素：如老龄乳腺癌患者，有许多相关的合并症，需要进一步的检查、治疗以及相关科室的会诊，一方面会影响术前住院天数、另一方面可能导致手术方案的变更；如有局部晚期乳腺癌患者，需要行新辅助化疗的，术前需要行Core needle穿刺等活检。所以，我们对进入乳腺癌治疗临床路径确立了一个标准：1. 没有需要特殊处理的合并症；2. 没有整形需求；3. 围手术期没有严重的并发症；4. 非新辅助治疗患者，从而尽量保证入临床路径患者的单纯性。

对于流程中手术方式的选择上，各家医院应该考虑到各家的具体情况：对于乳腺癌，目前应用最多的是改良根治术；对于不能耐受的患者，可以考虑行局部扩大切除术；对于有保乳要求的，可以考虑行肿瘤局部扩大切除+腋窝淋巴结清扫（或者前哨淋巴结切除活检术）；有局部胸壁受累的，可以考虑行乳腺癌根治术等。而对于引流管的摆放等，也是各家有各家的经验和习惯，我们只是根据自己的习惯、并尽量参考了各医院的经验制定的。在抗生素的应用方面，因为乳腺癌手术本身是个无菌手术，可以考虑不用或术前半小时左右预防性应用一次抗生素。但考虑到患者的情况不一样、各医院手术室层流无菌条件不一样，我们在流程的制定上建议是0~3天。

对于流程中术后治疗的制定中，我们根据自己的经验，一般术后三天根据引流管中引流量的情况来拔除引流管；如果引流量多，可以考虑观察1~2天再拔。术后七天打开伤口加压包扎，根据出院标准决定患者是否第二天出院。出院标准如下：1. 伤口愈合好：引流管拔除、伤口无感染、无皮下积液（或可门诊处理的少量积液）；无皮瓣坏死；2. 没有需要住院处理的并发症和/或合并症。各医院因为对皮瓣的处理有不同，所以术后住院时间也会有一定的变化。

对于流程中另一个重要的组成方面：住院费用的确定上，我们通过对最近出入院的50例乳腺癌患者的调查，明确总的住院费用一般能控制在6000~8000元左右。但考虑到一些必须的新技术：如有保乳要求的患者术前需行乳腺CT或MRI等检查以明确病灶是否为多中心，会大幅度增加费用；等等……所以，在对乳腺癌治疗临床路径的费用确定上，一定要对正开展或即将开展的一些必须医疗技术的费用考虑进去；否则一旦路径确立后，再修改就困难了。

在医疗风险方面，从某种意义上说，临床路径是把双刃剑：一方面可以规范治疗、减轻医护人员的负担、从而减少医疗事故的发生；另一方面，由于各种原因医生没有完全遵守临床路径而造成患者得了并发症，医生面对 医疗事故投诉将处于更加不利的地位。所以，在临床路径的制定中，一方面需要根据实际情况，制定切实可行的治疗方案；另一方面需要为将来技术和费用的发展留个缓冲的空间。而一旦制定了治疗的临床路径，就必须明确每个医护人员的作用和责任，以保证路径的准确实施；如果有变异，明确记录之，必要时可以让患者出路径治疗。

2 股骨干骨折

股骨干骨折临床路径标准住院流程

适用对象：第一诊断为 股骨干骨折 （ICD10：S72.301 ）

诊断依据：根据《临床医疗护理常规外科诊疗常规》（北京市卫生局编著，中国协和医科大学出版社2002年7月）

1. 病史：外伤 2. 体检：患肢肿胀、疼痛、畸形，反常活动 3. X线检查：股骨干骨折

选择治疗方案的依据：根据《临床医疗护理常规外科诊疗常规》（北京市卫生局编著，中国协和医科大学出版社2002年7月）

1. 年龄：16岁以上。2. 伤前生活质量及活动水平。3. 全身状况允许手术。4. 征得患者及家属的同意。5. 首选带锁髓内针固定。6. 如存在严重肺部损伤，或其他多发损伤，可能根据具体情况选择钢板固定。

临床路径标准住院日为 10~15 天

进入路径标准：1. 第一诊断必须符合ICD10 S72. 301 疾病编码。2. 外伤引起的单纯股骨干骨折。3. 除外病理性骨折。4.除外合并其他部位的骨折和损伤。5.除外合并其他正在治疗的疾病。6.需要进行手术治疗。

术前准备 4~7 天

所必须的检查项目：1. 胸片、心电图。2. 血尿常规、血型、生化、免疫 、凝血功能。3. 影像学检查：X线检查、必要时行CT及MRI检查。4. 特殊检查（根据具体情况）：肺功能检查，超声心动，动态心电图，动态血压，血气分析，双下肢血管彩色B超。

选择用药：抗生素 头孢、喹诺酮 类，预防性用药时间为术前30分钟。

手术日为入院第 4~7 天

麻醉方式：椎管内或根据情况选择全麻或其他麻醉方式。

手术内固定物：带锁髓内针或钢板镙钉

术中用药：麻醉用药　 输血：根据出血情况　病理:无

术后住院恢复 6~8 天

必须复查的检查项目：1. 血尿常规。2. 影像学检查：X线检查、必要时行CT、MRI检查。

术后用药：抗生素 头孢、喹诺酮 类，用药时间3~7 天

出院标准：（围绕一般情况、切口情况、第一诊断转归）

1. 体温正常、常规化验指标无异常。
2. 拍片证实复位固定满意。
3. 伤口换药无异常。
4. 无其他并发症。

有无变异及原因分析：

1. 并发症。此类疾病常伴有其他部位的损伤，本组患者虽然严格按照标准入选，但仍有一些患者因骨折本身而带来的一些合并症而延长治疗,增加费用,如:血栓形成,出血量大而术前需输血,血肿造成的发热等。
2. 合并症。老年人本身有许多合并症，如：糖尿病、高血压、心脏病、血栓等，骨折后这些疾病可能会加重而需要同时治疗，从而延长治疗，增加费用。
3. 节假日。由于患者住院后赶上节假日，而使手术拖延，从而也使费用增加。
4. 内固定器材选择。不同的骨折类型需要选择不同的器材，有时患者要求使用不同的器材，因此在费用上会存在差异。
5. 其他因素。由于交通事故、工伤等原因导致的骨折，通常由于责任、赔偿等事宜而延长住院时间，增加费用支出。

股骨干骨折 临床路径

适用对象：第一诊断为股骨干骨折（ICD10：S72. 301）拟行股骨干骨折内固定术
患者姓名： 性别： 年龄： 门诊号： 住院号：
住院日期：____年__月__日 出院日期：____年__月__日 标准住院日 10 天

日期	住院第一天			住院第二天			住院第三天		
诊疗工作	□ 将股骨干骨折诊疗计划书交给患者 □ 询问病史与体格检查 □ 完成首次病程记录 □ 完成大病历 □ 开出常规检查、化验单 □ 上级医师查房 □ 确定诊断 □ 行患肢骨牵引或皮牵引			□ 上级医师查房与手术前评估 □ 确定诊断和手术方案 □ 完成上级医师查房记录 □ 完成所有需要检查的项目 □ 收集回归的化验单 □ 请相关科室会诊			□ 完成所需检查 □ 对不正常结果进行复查 □ 上级医师查房与手术前评估 □ 有并发症者请相关科室会诊		
医嘱	**长期医嘱：** 骨科护理常规 I 级护理 饮食： □ 普食 □ 流食 □ 糖尿病 □ 患肢牵引、制动 **临时医嘱：** □ 血常规+血型 □ 尿常规+镜检 □ 生化（1+12）全项 □ 免疫（25）：乙肝六项、HCV-Ab、HIV-Ab、梅毒筛查 □ 凝血（1）全项 □ 血气分析（>60 岁）			**临时医嘱：** □ 心电图□ 正位胸片 □ 肺功能测定（≥60 岁） □ 超声心动图、24 小时动态心电图、动态血压（必要时）			**临时医嘱：** □ 对不正常结果进行复查		
护理工作	□ 介绍病房环境、设施 □ 入院护理评估 □ 观察及护理患肢牵引、制动情况 □ 指导功能锻炼			□ 随时观察患者情况 □ 心理与生活护理 □ 指导功能锻炼 □ 术前宣讲 □ 夜间巡视			□ 随时观察患者情况 □ 心理与生活护理 □ 指导功能锻炼 □ 术前宣讲 □ 夜间巡视		
变异	□ 无 □ 有，原因：			□ 无 □ 有，原因：			□ 无 □ 有，原因：		
护士签名	白班	小夜班	大夜班	白班	小夜班	大夜班	白班	小夜班	大夜班
医师签名									

股骨干骨折＿＿临床路径

<table>
<tr><td>日期</td><td colspan="3">住院第四天
（手术前准备日）</td><td colspan="3">住院第五天
（手术日）</td><td colspan="3">住院第六天
（术后第一天）</td></tr>
<tr><td>诊疗工作</td><td colspan="3">□ 向患者及其家属交待手术前注意事项
□ 家属及患者术前签字
□ 签署手术麻醉知情同意书
□ 签署自费项目协议书
□ 签署输血知情同意书
□ 完成手术前各项准备</td><td colspan="3">□ 手术
□ 完成手术记录
□ 完成术后病程记录
□ 向病人及其家属交待手术后注意事项
□ 确定有无手术并发症
□ 确定麻醉并发症（麻醉科医生随访）</td><td colspan="3">□ 上级医师查房
□ 术后病程记录
□ 向病人及其家属交待手术后注意事项
□ 确定有无手术并发症
□ 复查血、尿常规
□ 生化</td></tr>
<tr><td>医嘱</td><td colspan="3">临时医嘱：
□ 拟明日——在——麻醉下行股骨干骨折切开（闭合）复位内固定术
□ 明晨禁食禁水
□ 术区备皮
□ 抗生素皮试（ ）
□ 配血（必要时）</td><td colspan="3">长期医嘱：
骨科护理常规
I级护理
饮食：
□ 普食 □ 流食 □ 糖尿病
□ 伤口引流
□ 患肢抬高、制动
□ 测BP、P、R，Q—h
□ 0.9%生理盐水500ml ivgtt QD
□ 抗生素 g
临时医嘱：
□ 急查血常规
□ 输血（必要时）
□ 补充胶体、晶体液体</td><td colspan="3">长期医嘱：
骨科护理常规
I级护理
饮食：
□ 普食 □ 流食 □ 糖尿病
□ 伤口引流
□ 患肢抬高、制动
□ 0.9%生理盐水500ml ivgtt QD
□ 抗生素 g
临时医嘱：
□ 复查血、尿常规及生化
□ 输血（必要时）
□ 补充胶体、晶体液体</td></tr>
<tr><td>护理工作</td><td colspan="3">□ 手术前沐浴更衣
□ 手术前物品准备
□ 手术前心理护理
□ 提醒患者明晨禁食、水
□ 术区备皮</td><td colspan="3">□ 随时观察患者情况
□ 手术后心理与生活护理
□ 指导功能锻炼
□ 观察并记录引流情况
□ 夜间巡视</td><td colspan="3">□ 随时观察患者情况
□ 手术后心理与生活护理
□ 指导并监督患者活动
□ 观察并记录引流情况
□ 夜间巡视</td></tr>
<tr><td>变异</td><td colspan="3">□ 无 □ 有，原因：</td><td colspan="3">□ 无 □ 有，原因：</td><td colspan="3">□ 无 □ 有，原因：</td></tr>
<tr><td rowspan="2">护士签名</td><td>白班</td><td>小夜班</td><td>大夜班</td><td>白班</td><td>小夜班</td><td>大夜班</td><td>白班</td><td>小夜班</td><td>大夜班</td></tr>
<tr><td></td><td></td><td></td><td></td><td></td><td></td><td></td><td></td><td></td></tr>
<tr><td>医师签名</td><td colspan="3"></td><td colspan="3"></td><td colspan="3"></td></tr>
</table>

股骨干骨折 临床路径

日期	住院第七天 （术后第二天）	住院第八天 （术后第三天）	住院第九天 （术后第四天）	住院第十天 （出院日）
诊疗工作	□ 上级医师查房 □ 伤口换药，拔除引流 □ 术后病程记录 □ 必要的化验项目进行复查 □ 指导患肢功能锻炼	□ 上级医师查房 □ 术后拍片 □ 术后病程记录 □ 指导并检查患肢功能锻炼情况 □ 反复强调术后注意事项	□ 上级医师查房 □ 查看术后 X 线片 □ 确定患者可以出院	□ 上级医师查房 □ 向患者交待出院注意事项，复查日期和拆线日期 □ 通知出院处 □ 开出院诊断书 □ 完成出院记录
医嘱	**临时医嘱：** 骨科护理常规 I 级护理 饮食： □ 普食□流食□糖尿病 □ 患肢抬高、制动 □ 0.9% 生理盐水 500ml ivgtt QD □ 抗生素 g **临时医嘱：** □ 补充胶体、晶体液体	**长期医嘱：** 骨科护理常规 Ⅱ级护理 饮食： □普食□流食□糖尿病 □ 患肢抬高、制动 □ 0.9% 生理盐水 500ml ivgtt QD □ 抗生素 g **临时医嘱：** □ 补充胶体、晶体液体 □ 输血（必要时） □ 补充胶体、晶体液体	**长期医嘱：** 骨科护理常规 Ⅱ级护理 饮食 普食□流食□糖尿病 □ 患肢抬高、制动 **临时医嘱** □ 通知出院 □ 必要的出院带药	
护理工作	□ 随时观察患者情况 □ 手术后心理与生活护理 □ 指导并监督患者活动 □ 夜间巡视	□ 夜间巡视患者情况 □ 手术后心理与生活护理 □ 指导并监督患者活动 □ 夜间巡视	□ 手术后心理与生活护理 □ 指导并监督患者活动 □ 夜间巡视	□ 帮助病人办理出院手续
变异	□ 无 □ 有，原因：	□ 无 □ 有，原因：	□ 无 □ 有，原因：	□ 无 □ 有，原因：
护士签名	白班 小夜班 大夜班	白班 小夜班 大夜班	白班 小夜班 大夜班	白班 小夜班 大夜班
医师签名				

股骨干骨折 临床路径患者告知书

日期	入院第一天	入院第二天	入院第三天	入院第四天
医生的工作	1. 到床旁自我介绍。 2. 进行病史采集和体格检查。 3. 进行骨牵引或皮牵引。 4. 根据检查情况决定是否需要输液和输血。	1. 上级医师询问病史和体格检查，进行明确诊断和除外其他部位的损伤。 2. 负责医生会通知您治疗方案；闭合复位或切开复位带锁髓内针固定或切开复位钢板固定。 3. 是否需要取自体髂骨植骨，是否需要输血。 4. 需要指出的是骨折复位尤其是闭合复位并不是骨折解剖完全复位。	1. 上级医师会进一步询问病史和体格检查。 2. 对不正常的化验进行复查。 3. 对合并其他疾病需请相关科室会诊。 4. 完善各项手术前准备。	1. 说明各项化验的结果。 2. 根据化验结果和各项检查，确定手术日期。 3. 负责医生签署手术知情同意书，麻醉科医生签署麻醉知情同意书。
护士的工作	1. 安排床位。 2. 介绍科室环境、设施。 3. 住院期间注意事项。 4. 禁止陪床，交待护工事宜。	1. 早晨5:00~7:00点到床旁取血，以便化验检查。 2. 指导进行功能锻炼。	指导进行功能锻炼	进行手术部位的备皮，抗生素的皮试，并通知您午夜禁食和禁水。
患者及家属的工作	1. 配合医生的询问和检查，如实告知医生您过去的疾病和药物过敏情况。 2. 家属准备拐杖。 3. 禁止在病房内吸烟。	1. 配合医生工作。 2. 出现问题及时与医护人员反映。	1. 配合医生工作。 2. 出现问题及时与医护人员反映。	1. 家属及患者配合医护工作，并签署各项知情同意书。 2. 注意休息，防止发热，避免次日无法接受手术。

日期	入院第五天（手术日） 术前	术后	入院第六天 （术后第一天）
医生的工作	手术室人员会接您到手术室进行手术。	手术结束后返回病房，您的负责医生和麻醉科医生会到床旁了解手术和麻醉后恢复情况，上级医师为您进行检查。	1. 负责医生和上级医生到您床旁了解您手术后恢复情况和必要的检查和治疗。 2. 指导关节活动和肌肉力量的康复。
护士的工作	1. 注射术前药物。 2. 叮嘱患者禁食和禁水。	1. 观察脉搏、血压和呼吸，进行巡视。 2. 注意引流情况（如放引流）。 3. 注意肢体肿胀情况。	1. 按照医嘱进行手术后的指导。 2. 注意伤口渗血及肢体肿胀情况。
患者及家属的工作	1. 家属在手术室门口耐心等候。 2. 患者禁食和禁水，于床榻上安静等候。	1. 如有任何不适，请及时通知医护人员。 2. 一般术后6小时内去枕平卧，6小时内禁食和禁水。	1. 配合医护工作。 2. 如有任何不适，请及时通知医护人员。

日期	住院第七天 （术后第二天）	住院第八天 （术后第三天）	住院第九天 （术后第四天）	住院第十天 （出院日）
诊疗的工作	负责医生和上级医生会检查伤口，伤口换药。	1. 上级医生查房。 2. 指导并检查患肢功能及锻炼情况，并会强调术后注意事项。	1. 负责医生和上级医生会根据检查伤口、体温和血常规结果的情况决定是否使用抗生素。 2. 告知术后 X 线片情况。 3. 根据情况决定出院日期。	交待出院后的注意事项：关节活动和肌肉力量的康复、可能出现的情况及处理和复诊时间和地点。
护士的工作	取血检查血常规	推病人拍术后 X 线片	常规护理工作	1. 进行出院指导。 2. 帮助您办理出院手续。
患者及家属的工作	1. 如果全身情况许可的话，可以在陪护人员的帮助下扶拐下地行走。 2. 患肢免负重。	配合医护人员工作	1. 配合医护人员工作。 2. 了解费用情况，及时交纳不足的手术费用。	1. 办理出院手续。 2. 离院。

需指出患者个体差异和疾病转归存在不可预测性，上述计划仅适合于“常规情况”。如果需要，我们将根据病情随时调整计划并向您说明。希望您和您的家人依据上述计划监督我们的工作。

手术知情同意书

姓名：　　性别：　年龄：　入院日期：　　病历号：

术前诊断：股骨干骨折	手术名称：钢板或髓内针固定

一、手术目的和原因

1. 复位骨折　2. 固定骨折　3. 早期功能活动　4. 避免卧床并发症

二、手术可能发生的情况和准备采取的对策

1. 因麻醉意外、药物过敏、呼吸梗阻、心脏骤停、心脏功能衰竭、肝肾功能衰竭、难以控制的出血、脂肪栓塞及难以预料的情况，手术时有生命危险。
2. 出现不可避免的或意外的神经血管损伤，致感觉运动障碍、截瘫、肢体残废坏死。
3. 手术中出现病情变化，手术进程可能终止或更改手术方案。
4. 内固定物或器械折断、弯曲，又不能去除而存在体内。
5. 感染、骨髓炎。
6. 骨折不愈合。固定物松动、弯曲、折断，关节活动受限制或强直。肢体功能障碍或仍需再次手术。
7. 出现脂肪栓塞、深静脉血栓。

医师签名

年　月　日

如出现上述情况，医院方面会积极抢救治疗，但在情况严重时病人会有生命危险。病人本人及家属对院方所交待的上述手术风险是否理解、认识、并在思想及经济上能予以承担，请认真、慎重的考虑，如果同意手术请签字为凭。

患者及/或受委托人对患者病情、上述风险及并发症已充分了解，对上述并发症严重时可能会导致病人终生残废，甚至危及患者生命情况已充分认知；经患者本人及/或受委托人慎重考虑，自愿承担由此所带来的风险，保证医疗费用，并望医师尽职尽责完成好此次手术；授权医师可根据病人情况，更改手术方式，扩大或缩小手术范围。若在术时、术后发生意外情况，请医师给予必要处置。

患者（委托人）签名

家属（被委托人）签名　　委托人与被委托人的关系

年　月　日

麻醉知情同意书

姓名：　　性别：　年龄：　入院日期：　　病历号：

<table>
<tr><td colspan="2">术前诊断</td><td>股骨干骨折</td><td>手术名称</td><td>钢板或髓内针固定</td></tr>
<tr><td colspan="5">为配合手术（检查）顺利进行，拟对患者＿＿＿＿实施（全麻气管插管、椎管内麻醉、神经阻滞麻醉、控制性降压、其他：＿＿＿＿＿＿），在麻醉操作过程中，有可能出现下列情况：</td></tr>
<tr><td rowspan="2">麻醉过程中可能出现的医疗意外、并发症</td><td>医疗意外</td><td colspan="3">□ 1. 麻醉药物过敏，局麻药毒性反应，恶性高热。
□ 2. 心血管意外：心律失常、急性心肌梗死、心力衰竭、心脏骤停等。
□ 3. 呼吸系统意外：反流误吸，气管、支气管及喉痉挛，肺栓塞，肺水肿，肺不张，呼吸延迟恢复，呼吸衰竭等。
□ 4. 脑血管意外：脑栓塞，脑出血，脑水肿等。
□ 5. 麻醉中输血、输液可能发生致热源反应，过敏反应，血源性传染病如肝炎等。</td></tr>
<tr><td>并发症</td><td colspan="3">□ 1. 神经系统：神经根及脊髓损伤，硬膜外血肿，神经异感，截瘫，全脊髓麻醉去大脑皮层等。
□ 2. 麻醉后头痛、腰背痛、尿潴留。
□ 3. 牙齿脱落、咽喉损伤、声带水肿。
□ 4. 感染。
□ 5. 其他。</td></tr>
<tr><td colspan="5">我们将以高度的责任心，认真执行麻醉技术操作规程，全力做好麻醉工作。尽管麻醉过程中上述情况发生的几率很低，但目前的医疗技术手段做不到绝对避免。我们根据国家有关法律法规的规定，充分尊重患者或其家属的知情权，特此告知。患者或其亲属对此明知。如同意，请履行知情同意书签字手续。</td></tr>
<tr><td colspan="5">患者＿＿＿＿＿
家属（被委托人）＿＿＿＿＿与患者关系＿＿＿＿＿

麻醉医师＿＿＿＿＿
年　月　日</td></tr>
</table>

3 股骨粗隆间骨折

股骨粗隆间骨折临床路径标准住院流程

适用对象：第一诊断为 股骨粗隆间骨折 （ICD10：S72.101 ）

诊断依据：根据《临床医疗护理常规外科诊疗常规》（北京市卫生局编著，中国协和医科大学出版社2002年7月第1版）

1. 病史：外伤史 2.体检：患髋肿胀、疼痛、活动受限，下肢短缩外旋畸形 3.X线检查：股骨粗隆间骨折

选择治疗方案的依据：根据《临床医疗护理常规外科诊疗常规》（北京市卫生局编著，中国协和医科大学出版社2002年7月第1版）

1. 年龄：16岁以上。2. 伤前生活质量及活动水平。3. 全身状况允许手术。4. 征得患者及家属的同意。5. 稳定型骨折、骨质较好、严重肺部损伤常选择钢板固定。6. 不稳定型骨折、严重骨质疏松时常选择髓内针固定。

临床路径标准住院日为 10~15 天

进入路径标准：1. 第一诊断必须符合ICD10 S72.101 疾病编码。2. 外伤引起的单纯闭合股骨粗隆间骨折。3. 除外病理性骨折。4. 除外合并其他部位的骨折和损伤。5. 除外合并其他正在治疗的疾病。6. 需要进行手术治疗。

术前准备 5~7 天

所必须的检查项目：1. 胸片、心电图 2. 血尿常规、血型、生化、免疫、凝血 3. 影像学检查：X线检查、必要时行CT及MRI检查 4.特殊检查（根据具体情况）：肺功能检查，超声心动，动态心电图，动态血压血气分析，双下肢血管彩色B超

选择用药：抗生素：头孢、喹诺酮 类，预防性用药时间为术前30分钟。

手术日为入院第 5~7 天

麻醉方式：椎管内/全麻 手术内固定物：髓内针或钢板

术中用药：麻醉用药 输血：根据出血情况 病理:无

术后住院恢复5~8天

必须复查的检查项目：1. 血尿常规 2. 影像学检查：X线检查、必要时行CT、MRI检查

术后用药：抗生素 头孢、喹诺酮 类，用药时间 3~7 天

出院标准：（围绕一般情况、切口情况、第一诊断转归）

1. 体温正常、常规化验指标无异常。2. 拍片证实复位固定满意。3. 伤口换药无异常。4. 无其他并发症。

有无变异及原因分析：

1. 并发症。此类疾病常伴有其他部位的损伤，本组患者虽严格按照标准入选，但仍有一些患者因骨折本身而带来的一些合并症而延长治疗，增加费用，如：血栓形成，出血量大而术前需输血，血肿造成的发热等。

2. 合并症。老年人本身有许多合并症，如：糖尿病、高血压、心脏病、血栓等，骨折后这些疾病可能会加重而需要同时治疗，从而延长治疗，增加费用。
3. 节假日。由于患者住院后赶上节假日，而使手术拖延，从而也使住院日和费用增加。
4. 内固定器材选择。不同的骨折类型需要选择不同的器材，有时患者要求使用不同的器材，因此在费用上会存在差异。
5. 其他因素。由于交通事故、工伤等原因导致的骨折，通常由于责任、赔偿等事宜而延长住院时间，增加费用支出。

股骨粗隆间骨折 临床路径

适用对象：第一诊断为股骨粗隆间骨折（ICD10：S72. 301）拟行股骨粗隆间骨折内固定术

患者姓名：　　性别：　　年龄：　　门诊号：　　住院号：

住院日期：____年__月__日　出院日期：____年__月__日　标准住院日 10 天

日期	住院第一天	住院第二天	住院第三天
诊疗工作	□ 将股骨粗隆间骨折诊疗计划书交给患者 □ 询问病史与体格检查 □ 完成首次病程记录 □ 完成大病历 □ 开出常规检查、化验单 □ 上级医师查房 □ 确定诊断 □ 行患肢骨牵引或皮牵引	□ 上级医师查房与手术前评估 □ 确定诊断和手术日期 □ 完成上级医师查房记录 □ 完成所有需要检查的项目 □ 收集回归的化验单 □ 请相关科室会诊	□ 完成所需检查 □ 对不正常结果进行复查 □ 上级医师查房与手术前评估 □ 有并发症者请相关科室会诊
医嘱	**长期医嘱：** 骨科护理常规 I级护理 □ 普食□ 流食□ 糖尿病 □ 患肢牵引、制动 **临时医嘱：** □ 血常规+血型 □ 尿常规+镜检 □ 生化全项 □ 免疫：乙肝六项、HCV-Ab、HIV-Ab、梅毒筛查 □ 凝血全项 □ 血气分析（>60 岁）	**临时医嘱：** □ 心电图 □ 正位胸片 □ 肺功能测定（≥60 岁） □ 超声心动图、24 小时动态心电图、动态血压（必要时）	**临时医嘱：** □ 对不正常结果进行复查
护理工作	□ 介绍病房环境、设施 □ 入院护理评估 □ 观察及护理患肢牵引、制动情况 □ 指导功能锻炼	□ 随时观察患者情况 □ 心理与生活护理 □ 指导功能锻炼 □ 术前宣讲 □ 夜间巡视	□ 随时观察患者情况 □ 心理与生活护理 □ 指导功能锻炼 □ 术前宣讲 □ 夜间巡视
变异	□ 无 □ 有，原因：	□ 无 □ 有，原因：	□ 无 □ 有，原因：
护士签名	白班　小夜班　大夜班	白班　小夜班　大夜班	白班　小夜班　大夜班
医师签名			

股骨粗隆间骨折 临床路径

日期	住院第四天 （手术前准备日）	住院第五天 （手术日）	住院第六天 （术后第一天）
诊疗工作	□ 向患者及其家属交待手术前注意事项 □ 家属及患者术前签字 □ 签署手术麻醉知情同意书 □ 签署自费项目协议书 □ 签署输血知情同意书 □ 完成手术前各项准备	□ 手术 □ 完成手术记录 □ 完成术后病程记录 □ 向病人及其家属交待手术后注意事项 □ 确定有无手术并发症 □ 确定麻醉并发症（麻醉科医生随访）	□ 上级医师查房 □ 术后病程记录 □ 向病人及其家属交待手术后注意事项 □ 确定有无手术并发症 □ 复查血、尿常规及生化
医嘱	**临时医嘱：** □ 拟明日—— 在——麻醉下行股骨粗隆间骨折切开（闭合）复位内固定术 □ 明晨禁食禁水 □ 术区备皮 □ 抗生素皮试（ ） □ 配血	**长期医嘱：** 骨科护理常规 I级护理 □ 普食 □ 流食 □ 糖尿病 □ 伤口引流 □ 患肢抬高、制动 □ 测 BP、P、R，Q—h □ 0.9%生理盐水 500ml ivgtt QD □ 抗生素 g **临时医嘱：** □ 急查血常规 □ 输血（必要时） □ 补充胶体、晶体液体	**长期医嘱：** 骨科护理常规 I级护理 饮食 □ 普食□ 流食□ 糖尿病 □ 伤口引流 □ 患肢抬高、制动 □ 0.9%生理盐水 500ml ivgtt QD □ 抗生素 g **临时医嘱：** □ 复查血、尿常规及生化 □ 输血（必要时） □ 补充胶体、晶体液体
护理工作	□ 手术前沐浴更衣 □ 手术前物品准备 □ 手术前心理护理 □ 提醒患者明晨禁食、禁水 □ 术区备皮	□ 随时观察患者情况 □ 手术后心理与生活护理 □ 指导功能锻炼 □ 观察并记录引流情况 □ 夜间巡视	□ 随时观察患者情况 □ 手术后心理与生活护理 □ 指导并监督患者活动 □ 观察并记录引流情况 □ 夜间巡视
变异	□ 无 □ 有，原因：	□ 无 □ 有，原因：	□ 无 □ 有，原因：
护士签名	白班　小夜班　大夜班	白班　小夜班　大夜班	白班　小夜班　大夜班
医师签名			

股骨粗隆间骨折 临床路径

日期	住院第七天 （术后第二天）			住院第八天 （术后第三天）			住院第九天 （术后第四天）			住院第十天 （出院日）		
诊疗工作	□ 上级医师查房 □ 伤口换药，拔除引流 □ 术后病程记录 □ 必要的化验项目进行复查 □ 指导患肢功能锻炼			□ 上级医师查房 □ 术后病程记录 □ 必要的化验项目进行复查 □ 术后拍片 □ 指导并检查患肢功能锻炼情况 □ 反复强调术后注意事项			□ 上级医师查房 □ 查看术后 X 线片 □ 确定患者可以出院 □ 指导并检查患肢功能锻炼情况			□ 上级医师查房 □ 向患者交待出院注意事项复查日期和拆线日期 □ 通知出院处 □ 开出院诊断书 □ 完成出院记录		
医嘱	**长期医嘱：** 骨科护理常规 Ⅰ级护理 饮食 □普食□流食□糖尿病 □ 患肢抬高、制动 □ 0.9%生理盐水 500ml ivgtt QD □ 抗生素 g **临时医嘱：** □ 补充胶体、晶体液体			**长期医嘱：** 骨科护理常规 Ⅱ级护理 饮食 □普食□流食□糖尿病 □ 患肢抬高、制动 □ 0.9%生理盐水 500ml ivgtt QD □ 抗生素 g **临时医嘱：** □ 补充胶体、晶体液体			**长期医嘱：** 骨科护理常规 Ⅱ级护理 饮食 □普食□流食□糖尿病 □ 患肢抬高、制动 **临时医嘱：** □ 通知出院 □ 必要的出院带药					
护理工作	□ 随时观察患者情况 □ 手术后心理与生活护理 □ 指导并监督患者活动 □ 夜间巡视			□ 随时观察患者情况 □ 手术后心理与生活护理 □ 指导并监督患者活动 □ 夜间巡视			□ 手术后心理与生活护理 □ 指导并监督患者活动 □ 夜间巡视			□ 帮助病人办理出院手续		
变异	□ 无 □ 有，原因：			□ 无 □ 有，原因：			□无 □有，原因：			□ 无 □ 有，原因：		
护士签名	白班	小夜班	大夜班	白班	小夜班	大夜班	白班	小夜班	大夜班	白班	小夜班	大夜班
医师签名												

股骨粗隆间骨折 临床路径患者告知书

日期	入院第一天	入院第二天	入院第三天	入院第四天
医生的工作	1. 到床旁自我介绍。 2. 进行病史采集和体格检查。 3. 进行骨牵引或皮牵引。 4. 根据检查情况决定是否需要输液和输血。	1. 上级医师询问病史和体格检查，进行明确诊断和除外其他部位的损伤。 2. 负责医生会通知您治疗方案；闭合复位或切开复位带锁髓内针固定或切开复位钢板固定。 3. 是否需要取自体髂骨植骨，是否需要输血。 4. 需要指出的是骨折复位尤其是闭合复位并不是骨折解剖复位。	1. 上级医师会进一步询问病史和体格检查。 2. 对不正常的化验进行复查。 3. 对合并其他疾病需请相关科室会诊。 4. 完善各项手术前准备。	1. 说明各项化验的结果。 2. 根据化验结果和各项检查，确定手术日期。 3. 负责医生签署手术知情同意书，麻醉科医生签署麻醉知情同意书。
护士的工作	1. 安排床位。 2. 介绍科室环境、设施。 3. 住院期间注意事项。 4. 禁止陪床，交待护工事宜。	1. 早晨 5:00~7:00 点到床旁取血，以便化验检查。 2. 指导进行功能锻炼。	指导进行功能锻炼	1. 进行手术部位的备皮，抗生素的皮试，并通知您午夜禁食和禁水。
患者及家属的工作	1. 配合医生的询问和检查，如实告知医生您过去的疾病和药物过敏情况。 2. 家属准备拐杖。 3. 禁止在病房内吸烟。	1. 配合医生工作。 2. 出现问题及时向医护人员反映。	1. 配合医生工作。 2. 出现问题及时向医护人员反映。	1. 家属及患者配合医护工作，并签署各项知情同意书。 2. 注意休息，防止发热，避免次日无法接受手术。

日　期	入院第五天（手术日） 术　前	术　后	入院第六天 （术后第一天）
医生的工作	手术室人员会接您到手术室进行手术。	手术结束后返回病房，您的负责医生和麻醉科医生会到床旁了解手术和麻醉后恢复情况，上级医师为您进行检查。	1. 负责医生和上级医生到您床旁了解您手术后恢复情况和必要的检查和治疗。 2. 指导关节活动和肌肉力量的康复。
护士的工作	1. 注射术前药物。 2. 叮嘱患者禁食和禁水。	1. 观察脉搏、血压和呼吸，进行巡视。 2. 注意引流情况（如放引流）。 3. 注意肢体肿胀情况。	1. 按照医嘱进行手术后的指导。 2. 注意伤口渗血及肢体肿胀情况。
患者及家属的工作	1. 家属在手术室门口耐心等候。 2. 患者禁食和禁水，于床榻上安静等候。	1. 如有任何不适，请及时通知医护人员。 2. 一般术后6小时内去枕平卧，6小时内禁食和禁水。	1. 配合医护工作。 2. 如有任何不适，请及时通知医护人员。

日期	住院第七天 （术后第二天）	住院第八天 （术后第三天）	住院第九天 （术后第四天）	住院第十天 （出院日）
诊疗的工作	1. 负责医生和上级医生会检查伤口，伤口换药。	1. 上级医生查房。 2. 指导并检查患肢功能及锻炼情况，并会强调术后注意事项。	1. 负责医生和上级医生会根据检查伤口、体温和血常规结果的情况决定是否使用抗生素。 2. 告知术后X线片情况。 3. 根据情况决定出院日期。	交待出院后的注意事项：关节活动和肌肉力量的康复、可能出现的情况及处理和复诊时间和地点。
护士的工作	取血检查血常规	推病人拍术后X线片	常规护理工作	1. 进行出院指导。 2. 帮助您办理出院手续。
患者及家属的工作	1. 如果全身情况许可的话，可以在陪护人员的帮助下扶拐下地行走。 2. 患肢免负重。	配合医护人员工作	1. 配合医护人员工作。 2. 了解费用情况，及时交纳不足的手术费用。	1. 办理出院手续。 2. 离院。

需指出患者个体差异和疾病转归存在不可预测性，上述计划仅适合于“常规情况”。如果需要，我们将根据病情随时调整计划，并向您说明。希望您和您的家人依据上述计划监督我们的工作。

手术知情同意书

姓名： 性别： 年龄： 入院日期： 病历号：

术前诊断：股骨粗隆间骨折	手术名称：钢板或髓内针固定

一、手术目的和原因

1. 复位骨折 2. 固定骨折 3. 早期功能活动 4. 避免卧床并发症

二、手术可能发生的情况和准备采取的对策

1. 因麻醉意外、药物过敏、呼吸梗阻、心脏骤停、心脏功能衰竭、肝肾功能衰竭、难以控制的出血、脂肪栓塞及难以预料的情况，手术时有生命危险。
2. 出现不可避免的或意外的神经血管损伤，致感觉运动障碍、截瘫、肢体残废坏死。
3. 手术中出现病情变化，手术进程可能终止或更改手术方案。
4. 内固定物或器械折断、弯曲，又不能取出而存在体内。
5. 感染、骨髓炎。
6. 骨折不愈合。固定物松动、弯曲、折断，关节活动受限制或强直。肢体功能障碍或仍需再次手术。
7. 出现脂肪栓塞、深静脉血栓。

医师签名

年 月 日

如出现上述情况，医院方面会积极抢救治疗，但在情况严重时病人会有生命危险。病人本人及家属对院方所交待的上述手术风险是否理解、认识、并在思想及经济上能予以承担，请认真、慎重的考虑，如果同意手术请签字为凭。

患者及/或受委托人对患者病情、上述风险及并发症已充分了解，对上述并发症严重时可能会导致病人终生残废，甚至危及患者生命情况已充分认知；经患者本人及/或受委托人慎重考虑，自愿承担由此所带来的风险，保证医疗费用，并望医师尽职尽责完成好此次手术；授权医师可根据病人情况，更改手术方式，扩大或缩小手术范围。若在术时、术后发生意外情况，请医师给予必要处置。

患者（委托人）签名

家属（被委托人）签名 委托人与被委托人的关系

年 月 日

麻醉知情同意书

姓名：　　　性别：　年龄：　入院日期：　　　病历号：

<table>
<tr><td>术前诊断</td><td>股骨粗隆间骨折</td><td>手术名称</td><td>钢板或髓内针固定</td></tr>
<tr><td colspan="4">为配合手术（检查）顺利进行，拟对患者______实施（全麻气管插管、椎管内麻醉、神经阻滞麻醉、控制性降压、其他：______________），在麻醉操作过程中，有可能出现下列情况：</td></tr>
<tr><td rowspan="2">麻醉过程中可能出现的医疗意外、并发症</td><td>医疗意外</td><td colspan="2">□ 1. 麻醉药物过敏，局麻药毒性反应，恶性高热。
□ 2. 心血管意外：心律失常、急性心肌梗死、心力衰竭、心脏骤停等。
□ 3. 呼吸系统意外：反流误吸，气管、支气管及喉痉挛，肺栓塞，肺水肿，肺不张，呼吸延迟恢复，呼吸衰竭等。
□ 4. 脑血管意外：脑栓塞，脑出血，脑水肿等。
□ 5. 麻醉中输血、输液可能发生致热源反应，过敏反应，血源性传染病如肝炎等。</td></tr>
<tr><td>并发症</td><td colspan="2">□ 1. 神经系统：神经根及脊髓损伤，硬膜外血肿，神经异感，截瘫，全脊髓麻醉去大脑皮层等。
□ 2. 麻醉后头痛、腰背痛、尿潴留。
□ 3. 牙齿脱落、咽喉损伤、声带水肿。
□ 4. 感染。
□ 5. 其他。</td></tr>
<tr><td colspan="4">我们将以高度的责任心，认真执行麻醉技术操作规程，全力做好麻醉工作。尽管麻醉过程中上述情况发生的几率很低，但目前的医疗技术手段做不到绝对避免。我们根据国家有关法律法规的规定，充分尊重患者或其家属的知情权，特此告知。患者或其亲属对此明知。如同意，请履行知情同意书签字手续。</td></tr>
<tr><td colspan="4">患者__________
家属（被委托人）__________与患者关系__________

麻醉医师__________
年　月　日</td></tr>
</table>

临床路径在股骨干骨折和股骨粗隆间骨折手术治疗中的应用

北京积水潭医院创伤骨科 吴新宝 王曼维 王满宜

【摘要】

目的：通过对单纯股骨干骨折和股骨粗隆间骨折患者手术治疗结果的研究，分析临床路径实施的效果。方法：自2005年5月至2006年5月，依据入选标准分别随机选取50例股骨干骨折和50例股骨粗隆间骨折病例进入临床路径研究，严格按照单病种流程的治疗规范纲要进行治疗，并按入选标准随机选取既往对照组病例各50例进行对比研究。结果：研究组与对照组相比，住院时间缩短且有统计学显著性差异，住院费用没有显著变化。结论：临床路径用于股骨干骨折和股骨粗隆间骨折的手术治疗可以显著缩短住院时间。

【关键词】 股骨干骨折 股骨粗隆间骨折 单病种 临床路径

临床路径（Clinical Pathway，CP）是由医师、护士与其他专业人员针对特定的诊断或手术，所做的最适当的有顺序性和时间性的医护计划，以减少康复的延迟与资源的浪费，使服务对象获得最佳的医护质量[1]。临床路径的概念最早起源于20世纪70年代早期，它是在医疗费用急速上涨，政府的医疗系统和国家财政面临相当大压力、负担过重的背景下产生的。目前，国外对临床路径的研究与应用基本处于成熟阶段。美国、英国、澳大利亚、日本、新加坡及我国台湾、香港地区都有大量文献报道，其中美国近60%的医院使用临床路径[2]。国内一些大型综合性医院也相继开展了部分病种临床路径的研究和试点工作。目前尚没有同时研究临床路径用于股骨干骨折和股骨粗隆间骨折手术治疗的报道。

本研究的目的是评价临床路径用于股骨干骨折和股骨粗隆间骨折手术治疗的临床效果。

材料与方法

自2005年5月至2006年5月，北京积水潭医院依据入选标准分别选取50例单纯股骨干骨折和50例单纯股骨粗隆间骨折病例进入临床路径研究。病例入选标准：1. 外伤引起的单纯股骨干骨折或股骨粗隆间骨折。2. 除外病理性骨折。3. 除外合并其他部位的骨折和损伤。4. 除外合并其他正在治疗的疾病。均需要进行手术治疗。根据这一标准入选股骨干骨折临床路径组（研究组）患者50例，其中男41例，女9例，平均年龄34. 48岁（16~66岁）。受伤原因：车祸伤34例（68%），其他外伤16例（32%）；股骨粗隆间骨折临床路径组（研究组）患者50例，其中男22例，女28例，平均年龄62. 88岁（20~90岁），其中20~59岁患者17例，60~90岁患者33例，老年患者占多数。大部分患者的致伤原因为摔伤。

研究组严格按照单病种流程的治疗规范纲要进行下述治疗。首先是住院常规处理与检查，包括临时牵引（骨或皮牵引）、完善各项化验检查、完善影像学检查、骨科Ⅰ级护理、请相关科室会诊。完成术前准备后，由麻醉科制定麻醉方案，并根据患者情况和骨折特征确定手术方式。结果股骨干骨折手术均采用椎管内麻醉，内固定方式：带锁髓内针44例，钢板6例。股骨粗隆间骨折手术采用椎管内麻醉48例，全麻2例，内固定方式：髓内针固定39例，动力髋螺钉（DHS）固定11例。术后也进行规范统一的治疗，包括静脉输液3~7天、静脉抗生素3~7天、伤口换药2~3次、术后常规化验、复查X线片、骨科一级护理3~5天、指导功能锻炼。患者出院的标准为：体温正常、各项常规化验指标无异常、伤口换药后无异常、骨折经拍片证实复位及固定满意、无其他并发症。

对照组从我院2004年4月至2005年4月所有采用手术治疗的股骨干骨折和股骨粗隆间骨折患者中，按照同样的入选标准，筛选出股骨干骨折手术病例50例，其中男40例，女10例，平均年龄34岁(14~66岁)；股骨粗隆间骨折手术病例50例，其中男25例，女25例，平均年龄63岁(25~90岁)。记录住院时间和住院费用，并与应用临床路径的病例在平均住院时间和住院费用上进行比较。统计学分析采用SPSS10. 0软件，$P<0.05$认为有统计学显著性差异。

结　果

股骨干骨折、股骨粗隆间骨折研究组与各自对照组的平均住院日和平均住院费用比较分别见表1和见表2。

表1　股骨干骨折研究组与对照组比较

	例数	平均住院日(天)	平均住院费用(元)
研究组	50	13.86	24520.74
对照组	50	18.43	30464.49
P		0.002*	0.497**

* 非参数检验：两个独立样本检验

** 非参数检验：两个独立样本检验

表2　股骨粗隆间骨折研究组与对照组比较

	例数	住院天数(天)	平均住院费用(元)
研究组	50	14.82±4.53	30487.16
对照组	50	22.00±10.41	30157.91
P		0.000*	0.244**

* 非参数检验：两个独立样本检验

** 非参数检验：两个独立样本检验

讨　论

临床路径的概念最早起源于20世纪70年代早期，它是在医疗费用急速上涨，政府的医疗系统和国家财政面临相当大压力、负担过重的背景下产生的。随着政府对医院支付政策的变化，导致了医院结构和内部运作过程发生了改变，成本控制成为医院获得长期生存能力的关键。临床路径在医疗政策适应性改变中孕育而生，并历经了近20年的临床实践逐步完善起来，是医院为服务对象降低花费和有效保证医疗质量的一种科学方法[3]。美国波士顿的新英格兰医学中心医院是公认的首家采用临床路径概念和做法的医院，该医院的研究表明[4]：低劣质量的医疗服务往往与不合理、不规范的临床治疗行为有关，推行标准化医疗服务模式后，明显改进了医疗效果。

目前，国外对临床路径的研究与应用基本处于成熟阶段。美国、英国、澳大利亚、日本、新加坡及我国台湾、香港地区都有大量文献报道，其中美国近60%的医院使用临床路径，病种已不局限于外科手术病种，而是从外科向内科、从急性病向慢性病、从院内向社区医疗服务、从单纯临床管理向医院各方面管理扩展。1996年新加坡樟宜综合医院首先在新加坡开展临床路径，到2000年已应用近30个病种[5]。据日本CP 学会（1999年成立）2002年4月调查结果显示，病床数在300张以上的医院中至少有312家医院使用CP [6]。20世纪90年代中期，美国弗吉尼亚州乔治-梅森大学护理与健康学院的袁剑云教授将临床路径这一理念介绍到国内，引起了许多医学院和医院的重视，随即论证和试点工作在我国展开 [7]。国内一些大型综合性医院相继开展了部分病种临床路径的研究和试点工作。

有报道指出，临床路径在创伤治疗领域可以提高患者的治疗结果 [8]，应用临床路径可以提高老年人髋部骨折固定和手术治疗的治疗结果[9]，显著降低住院时间、院内死亡率、1年死亡率[10]及医疗费用[11]，但没有单纯用于股骨粗隆间骨折的报道。有报道发现临床路径用于治疗股骨干骨折取得了满意效果[12,13]。按ICD10分类，股骨骨折包含了股骨头骨折、股骨颈骨折、股骨粗隆间骨折、股骨干骨折、股骨髁骨折、股骨髁间骨折、股骨髁上骨折、股骨开放性骨折8个方面病种分类。对于每个病种，由于其解剖、生理等方面的差异，其治疗方法及骨折愈合过程各有特点。因此按病种进行深入而广泛的临床路径研究对提高股骨骨折治疗水平，使患者获得最佳的医护质量是至关重要的。

我们同时研究了临床路径在股骨干骨折和股骨粗隆间骨折中的应用，并与既往病例进行对照分析发现，在应用临床路径后，住院天数均缩短且有统计学差异，这说明按照单病种流程的规范纲要统一进行治疗起到了明显效果。同时我们还发现，应用临床路径后股骨干骨折和股骨粗隆间骨折的住院费用均没有显著变化，分析其原因主要与变异较大、医疗成本增长有关。

在研究中我们发现，单病种的股骨干骨折和股骨粗隆间骨折在临床路径的实施中存在许多变异因素。1. 由于股骨干骨折多为交通伤或工伤，在住院期间，因交通事故处理或工伤认定过程而常常延长住院时间；2. 粗隆间骨折多为老年患者，虽然入选标准已经排除其他疾病，但在围手术期的经常会出现一些其他器官系统的不正常而需治疗，从而延长了住院时间和增加了住院费用；3. 由于医疗制度的不断改进，仪器的不断更新，使检查项目及检查费用也在增加，从而造成平均住院费用的增加；4. 医疗保险患者和其他患者在选用特殊检查及内固定器材上会有区别，这也会造成平均住院费用有变异。

另外，我们在对路径实施应用研究的过程中发现，有以下几点应添加进流程中：1. 围手术期疼痛的药物治疗。2. 对检查异常的患者采用抗凝治疗，对有明确血栓形成者实施下腔静脉滤网放置。3. 对股骨粗隆间骨折组的老年患者应更多地使用全麻。

对股骨干骨折和股骨粗隆间骨折应用临床路径，实行单病种治疗流程后，可以明显缩短平均住院日。为了降低住院费用，我们还需要进一步进行分析研究。另外，应用临床路径后对医疗质量的提高、疾病的治愈率、死亡率、并发症等方面的改变将继续研究。

参考文献

1. 袁剑云，英立平.临床路径实施手册 [M] . 北京:北京医科大学出版社，2002

2. 张帆，刘本禄. 临床路径在我国医院管理中应用的现状与展望 [J]. 中国医院管理杂志，2004，20 (7)：410-413

3. 陆栋定，吴雁鸣，等. 临床路径的历史与现状 [J]. 中国医院管理，2003，23 (7) :17-19

4. Kitchiner DJ，Bundred PE. Clinical pathways (editorial：comment) [J]. Med J Aust 1999 Jan 18，172 (2) :54-55

5. 董叶丽.新加坡樟宜综合医院的临床路径 [J]. 中华护理杂志，2002，37 (7) :560

6. 赵杰刚，阿部俊子. 日本临床路径实施概况及护理文件模式 [J]. 中华护理杂志，2004，39 (5)：391-393

7. 龚棣. 介绍一种新的医疗护理模式——临床路径 [J]. 现代医院管理，2004，(4) :42-44

8. Wilson S，Bin J，Sesperez J，et al. Clinical pathways-can they be used in trauma care. An analysis of their ability to fit the patient. Injury. 2001 Sep;32 (7) :525-532

9. Koval KJ，Cooley MR. Clinical pathway after hip fracture. Disabil Rehabil. 2005 Sep 30-Oct 15; 27 (18-19) :1053-1060

10. Koval KJ，Chen AL，Aharonoff GB，et al. Clinical pathway for hip fractures in the elderly: the Hospital for Joint Diseases experience. Clin Orthop Relat Res. 2004 Aug; (425) :72-81

11. 王凤菊. 老年髋部骨折实施临床路径的效果评价 [J]. 齐齐哈尔医学院学报，2005，26 (6) :712

12. Chitgopkar SD. Internal fixation of femoral shaft fractures in children by intramedullary Kirschner wires (a prospective study)：its significance for developing countries. BMC Surg. 2005 Mar 29;5:6

13. 刘冬香，唐新华，等. 临床路径在股骨干骨折手术患者中的应用研究 [J]. 当代护士，2006，(3) :5-7

4 脑梗死

急性脑梗死临床路径标准住院流程

适用对象：第一诊断为 脑梗死（ICD10：I63.9）

诊断依据：根据《中国脑血管病防治指南》（卫生部疾病预防控制中心.中华医学会神经病学分会编著，人民卫生出版社2007年1月第1版）

脑梗死分类及临床诊断要点

1. 动脉粥样硬化性血栓性脑梗死

①常于安静状态下发病。

②大多数发病时无明显头痛和呕吐。

③发病较缓慢，多逐渐进展，或呈阶段性进行，多与脑动脉粥样硬化有关，也可见于动脉炎、血液病等。

④一般发病后1~2天内意识清楚或轻度障碍。

⑤有颈内动脉系统和/或椎-基底动脉系统症状和体征。

⑥应做头颅CT或MRI检查。

⑦腰穿脑脊液一般不应含血。

2. 脑栓塞

①多为急骤发病。

②多数无前驱症状。

③一般意识清楚或有短暂性意识障碍。

④有颈动脉系统和/或椎-基底动脉系统症状和体征。

⑤腰穿脑脊液一般不含血，若有红细胞可考虑出血性脑梗死。

⑥栓子的来源可为心源性或非心源性，也可同时伴有其他脏器、皮肤、粘膜等栓塞症状。

3. 腔隙性梗死

①发病多由于高血压动脉硬化引起，呈急性或亚急性起病。

②多无意识障碍。

③应进行头颅CT或MRI检查，以明确诊断。

④临床表现都不严重，较常见的为纯感觉性卒中、纯运动性轻偏瘫、共济失调性轻偏瘫，构音不全-手笨拙综合征或感觉运动性卒中等。

⑤腰穿脑脊液无红细胞。

4. 无症状性脑梗死为无任何脑及视网膜症状的血管疾病，仅为影像学所证实，可视具体情况决定是否作为临床诊断。

5. 出血性梗死

6. 其他

7. 原因未明

选择治疗方案的依据： 根据《中国脑血管病防治指南》（卫生部疾病预防控制中心，中华医学会神经病学分会编著，人民卫生出版社2007年1月第1版）

1. 静脉溶栓治疗

（1）适应证

① 年龄18~75 岁。

② 发病在6h 以内。

③ 脑功能损害的体征持续存在超过1 小时，且比较严重（NIHSS 7~22 分）。

④ 脑CT 已排除颅内出血，且无早期脑梗死低密度改变及其他明显早期脑梗死改变。

⑤ 患者或家属签署知情同意书。

（2）禁忌证

① 既往有颅内出血，包括可疑蛛网膜下腔出血，近3 个月有头颅外伤史，近3 周内有胃肠或泌尿系统出血，近2 周内进行过大的外科手术，近1 周内有不可压迫部位的动脉穿刺。

② 近3 个月有脑梗死或心肌梗死史。但陈旧小腔隙未遗留神经功能体征者除外。

③ 严重心、肾、肝功能不全或严重糖尿病者。

④ 体检发现有活动性出血或外伤（如骨折）的证据。

⑤ 已口服抗凝药，且INR>1.5；48 小时内接受过肝素治疗（aPTT 超出正常范围）。

⑥ 血小板计数<100 000/mm^3，血糖<2.7mmol/L（50mg）。

⑦ 血压：收缩压>180mmHg，或舒张压>100mmHg。

⑧ 妊娠。

⑨ 不合作。

（3）溶栓药物治疗方法

① 尿激酶：100 万IU ~150 万IU，溶于0.9%生理盐水100~200ml 中，持续静滴30min。

② rtPA：剂量为0.6~0.9mg/kg （最大剂量90mg），先静脉推注10% （1min），其余剂量连续静滴，60min 滴完。

建议：

（1）对经过严格选择的发病3h 内的急性缺血性脑卒中患者应积极采用静脉溶栓治疗。首选rtPA，无条件采用rtPA 时，可用尿激酶替代。

（2）发病3~6h 的急性缺血性脑卒中患者可应用静脉尿激酶溶栓治疗，但选择患者应该更严格。

（3）对发病6h 以内的急性缺血性脑卒中患者，在有经验和有条件的单位，可以考虑进行动脉内溶栓治疗研究。

（4）基底动脉血栓形成的溶栓治疗时间窗和适应证可以适当放宽。

（5）超过时间窗溶栓多不会增加治疗效果，且会增加再灌注损伤和出血并发症，不宜溶栓，恢复期患者应禁用溶栓治疗。

2. 抗凝治疗

建议：

（1）一般急性脑梗死患者不推荐常规立即使用抗凝剂。

（2）使用溶栓治疗的患者，一般不推荐在24 小时内使用抗凝剂。

（3）如果无出血倾向、严重肝肾疾病、血压>180/100mmHg 等禁忌证时，下列情况可考虑选择性使用抗凝剂：

① 心源性梗死（如人工瓣膜、心房纤颤，心肌梗死伴附壁血栓、左心房血栓形成等）患者，容易复发卒中。

② 缺血性卒中伴有蛋白C 缺乏、蛋白S 缺乏、活性蛋白C 抵抗等易栓症患者；症状性颅外夹层动脉瘤患者；颅内外动脉狭窄患者。

③ 卧床的脑梗死患者可使用低剂量肝素或相应剂量的低分子肝素预防深静脉血栓形成和肺栓塞。

3. 降纤治疗

建议：

（1）脑梗死早期（特别是12 小时以内）可选用降纤治疗；高纤维蛋白原血症患者更应积极降纤治疗。

（2）应严格掌握适应证、禁忌证。

4. 抗血小板治疗

建议：

（1）多数无禁忌证的不溶栓患者应在卒中后尽早（最好48 小时内）开始使用阿司匹林。

（2）溶栓的患者应在溶栓24 小时后使用阿司匹林，或阿司匹林与潘生丁缓释剂的复合制剂。

（3）推荐剂量阿司匹林150~300mg/d，4 周后改为预防剂量。

5. 征得患者及家属的同意

临床路径标准住院日为小于21 天，平均不超过16天。

进入路径标准：

1. 第一诊断必须符合ICD10 I63.9 疾病编码。

2. 当患者同时具有其他疾病诊断时，但在住院期间不需要特殊处理也不影响第一诊断的临床路径流程实施时，可以进入路径。

3. 性别年龄不限。

4. 严重脑外疾病（肿瘤晚期、血液疾病、慢性器官功能衰竭等）、手术或创伤、休克、感染并发脑梗死除外。

5. 溶栓加支架病例除外。

入院后所必须的检查项目：

1. 头CT和/或头MRI。2. 心电图。3. 胸片。4. 颈动脉超声。5. 全脑血管超声。6. 血尿便常规、生化、凝血功能、血小板凝聚率、乙肝六项、抗HIV抗体、梅毒抗体、丙肝抗体。7. 脑血管造影（根据病情需要）。

选择用药：溶栓药物、降纤药物按照病情需要决定使用时间和剂量；抗血小板药物、抗凝剂、神经保护剂、中药制剂用药时间为 10~14 天；根据患者并发症的情况选择敏感抗生素或胃粘膜保护剂等药物。

必须复查的检查项目

1. 凝血功能

2. 酌情复查影像检查

出院标准：

1. 治疗1~3周病情稳定。

2. 神经功能缺损表现有所好转。

3. 并发症得到有效控制。

有无变异及原因分析：

1. 感染（肺部、泌尿系、肠道）。

2. 消化道出血。

3. 介入检查和治疗。

脑梗死（急性期）静脉溶栓治疗临床路径

适用对象：第一诊断为脑梗死（ICD10：I63.9）

患者姓名：　　　性别：　　年龄：　　　门诊号：　　　住院号：

住院日期：____年__月__日　出院日期：____年__月__日　　住院标准日____天

	住院第 1 天
日期	
诊疗工作	1. 询问病史及体格检查 2. 进行 NIHSS 评分 3. 筛查能否溶栓治疗 4. 开出辅助检查项目 5. 追访检查结果 6. 阅读 CT 扫描结果，排除脑出血 7. 做出初步诊断 8. 向患者及其家属告知病情、检查结果及治疗方案 9. 选择以下治疗方案： 10. 静脉溶栓治疗 适应证：①年龄 18~75 岁。 ②发病在 6 小时以内。 ③脑功能损害的体征持续存在超过 1 小时，且比较严重（NIHSS 7~22 分）。 ④脑 CT 已排除颅内出血，且无早期脑梗死低密度改变及其他明显早期脑梗死改变。 ⑤患者或家属签署知情同意书。 禁忌证：①既往有颅内出血史，包括可疑蛛网膜下腔出血史；近 3 个月有头颅外伤史；近 3 周内有胃肠或泌尿系统出血史；近 2 周内有大型外科手术史；近 1 周内有不可压迫部位的动脉穿刺史。 ②近 3 个月有脑梗死或心肌梗死史，但不包括陈旧小腔隙性梗死，并未遗留神经功能体征。 ③体检发现有活动性出血或外伤（如骨折）证据。 ④口服抗凝药，且 INR>1. 5；48 小时内接受过肝素治疗（APTT 超出正常范围）。 ⑤血小板计数<100 000/mm^3，血糖<2. 7mmol/L (50mg)。 ⑥收缩压>180mmHg 或舒张压>100mmHg。 ⑦严重心、肾、肝功能不全或严重糖尿病。 ⑧妊娠。 ⑨不合作。 11. 完成首次病程记录和“大病历”
医嘱	**静脉溶栓** **长期医嘱：** 1. 神内Ⅰ级护理 2. 饮食 普食□ 流食□ 半流食□ 低盐低脂饮食□ 糖尿病饮食□ 管饲饮食□（非蛋白质热量：25~30kcal/kg.d，糖：脂=6：4 或 5：5；氮 0.2~0.3g/kg.d） 3. 肌力检查（多部位）×42/周 4. 脱水剂（颅内高压者选用 1~2 种） 甘露醇□ 125ml~250ml，ivgtt q6h

注：在□内打“√”选择适当的治疗项目

<table>
<tr><td>医嘱</td><td colspan="3">甘油果糖□
250ml，ivgtt/q12h
5. 扩容制剂□
6. 神经保护剂□（选 1 种）
7. 中药制剂等□（选 1 种）
临时医嘱：
1. 血常规、尿常规、便常规、生化全项、凝血四项、血流变检测
2. 心电图、头颅 CT、头颅 MRI（溶栓后 24 小时内复查）、颈动脉超声
3. 瞳孔眼底检查
4. 认知评定
5. 静脉溶栓药物选择：
rt-PA□
0.6~0.9mg/kg（最大量 90mg），其中 10%先静脉推注，其余加入 0.9%生理盐水内静脉点滴 1 小时
UK□
100 万~150 万单位 +0.9%生理盐水 100ml，静脉点滴 1 小时，或按 rt-PA 方法进行
6. 测血压 q15min×2h,其后 q30min×6h，其后 q60min×16h
7. 生命体征监测 q1h×12h，其后 q2h×12h</td></tr>
<tr><td rowspan="2">护理与健康教育</td><td colspan="3">1. 介绍病房环境、设施、设备以及主管医生、责任护士、护士长。
2. 告知患者的权利、义务与院内、科内规章制度。
3. 进行入院护理评估，并记录。
4. 静脉取血。
5. 指导患者做好溶栓治疗前心理准备。
6. 护送患者到相关科室检查，如脑 CT、MRI 等。</td></tr>
<tr><td colspan="3">静脉溶栓
护理
1. 术前
(1) 做好术前患者心理准备，消除恐惧。
(2) 做好物品（监护仪、注射泵）、药品（溶栓剂、甘露醇等）准备。
(3) 建立可靠的两条静脉通道，防止药物渗漏。
2. 术中
(1) 准确、熟练遵医嘱给药。
(2) 监测血压每 15 分钟 1 次，如有异常通知医师。
(3) 严密观察患者意识状态、精神状态以及生命体征变化，做好抢救准备。
(4) 一旦患者上述病情变化，及时通告医师。
(5) 详细记录给药时间及剂量。
3.术后
(1) 观察病情变化，做好症状护理，防止并发症发生。
(2) 遵医嘱监测凝血四项。
(3) 观察系统性出血，如皮肤、黏膜、胃肠道、泌尿道等部位出血，如有可疑之处及时通知医师。
健康教育
1. 向患者介绍溶栓后的注意事项。
2. 嘱患者注意肢体活动。</td></tr>
<tr><td>变异</td><td colspan="3">□ 无
□ 有，填写第 11 页</td></tr>
<tr><td rowspan="2">护士签名</td><td>白班</td><td>小夜班</td><td>大夜班</td></tr>
<tr><td></td><td></td><td></td></tr>
<tr><td>医师签名</td><td colspan="3"></td></tr>
</table>

<table>
<tr><td>日期</td><td colspan="3">住院第 2 天</td><td colspan="3">住院第 3 天</td><td colspan="3">住院第 4 天</td></tr>
<tr><td>诊疗工作</td><td colspan="3">1. 主治医师查房。
2. 明确诊断。
3. 书写上级医师查房记录。
4. 必要时向患者及家属介绍病情变化及相关检查结果。
5. 静脉溶栓患者复查头颅 CT。
6. 溶栓后监测神经功能变化和出血征象。
7. 溶栓后 24 小时，无禁忌证者加用阿司匹林。</td><td colspan="3">1. 主任医师查房。
2. 修正诊断。
3. 指导治疗。
4. 书写上级医师查房记录。
5. 必要时向患者及家属介绍病情变化及相关检查结果。
6. 降纤治疗者复查凝血四项。
7. 溶栓者监测神经功能变化和出血征象。
8. 病情稳定者请康复科评估，并制定康复计划。</td><td colspan="3">1. 主管医师查房。
2. 书写病程记录。
3. 必要时向患者及家属介绍病情变化及相关检查结果。
4. 应用脱水剂患者复查血电解质、血液渗透压及肾功能。</td></tr>
<tr><td>医嘱</td><td colspan="3">长期医嘱：
阿司匹林 100mg，qd
临时医嘱：
静脉溶栓者复查头颅 CT、血常规和凝血四项。</td><td colspan="3">临时医嘱：
1. 降纤治疗者复查凝血四项，如 FIB>1g/L，临床无出血征象者，继续降纤治疗。
2. 康复科会诊。
3. 康复治疗：
一对一徒手功能训练×n 次
肢体功能训练×n 次。</td><td colspan="3">临时医嘱：
应用脱水剂患者复查血钾、血钠及肾功四项。</td></tr>
<tr><td>护理与健康教育</td><td colspan="3">护理：
1. 静脉溶栓者减少穿刺频率及有创性操作。
2. 评估吞咽功能，防止误吸。
3. 卧床，床头抬高 15~30 度。
4. 协助并鼓励患者床上大小便。
健康教育：
1. 讲解有关 CT、取血检查的注意事项，嘱患者对于穿刺部位应长时间按压，防止出血。
2. 注意安全护理，床上活动时动作要缓慢，防止磕碰。
3. 对患者讲解床上大小便的必要性。</td><td colspan="3">护理
1. 观察出血倾向（皮肤、黏膜、消化道、泌尿系）。
2. 急性日常生活能力的培训。
2. 配合康复治疗，给予患者良好的肢体位置，并进行体位的变换及床上移动的训练，如无病情的加重，可增加活动的次数。
健康教育：
为患者讲解早期康复的重要性，并要求患者做好心理准备，积极配合康复师训练。</td><td colspan="3">护理：
1. 评估患者皮肤的异常。
2. 二便的评估，尽量解除留置导尿。
3.可给予弹力袜的应用。
4.可在床上或床边进行被动康复活动。
健康教育：
为患者讲解应用弹力袜与被动活动的重要性，鼓励患者坚持康复，减少废用综合征的发生。</td></tr>
<tr><td>变异</td><td colspan="3"></td><td colspan="3"></td><td colspan="3"></td></tr>
<tr><td>签名</td><td>白班</td><td>小夜班</td><td>大夜班</td><td>白班</td><td>小夜班</td><td>大夜班</td><td>白班</td><td>小夜班</td><td>大夜班</td></tr>
<tr><td>护士</td><td></td><td></td><td></td><td></td><td></td><td></td><td></td><td></td><td></td></tr>
<tr><td>医师</td><td colspan="3"></td><td colspan="3"></td><td colspan="3"></td></tr>
</table>

日期	住院第5天			住院第6天			住院第7天		
诊疗工作	1. 主治医师查房。 2. 必要时调整治疗方案和检查项目。 3. 书写上级医师查房记录。 4. 向患者及家属介绍病情及相关检查结果。 5. 降纤治疗患者复查凝血四项。			1. 主管医师查房。 2. 书写病程记录。			1. 主管医师查房。 2. 书写病程记录。		
医嘱	**临时医嘱：** 1. 降纤治疗患者复查凝血四项。 2. 降纤治疗者如 FIB>1g/L、临床无出血征象则继续降纤治疗。								
护理与健康教育	**护理：** 1. 神志清楚患者根据其肢体、语言功能的缺失，给予肢体的早期功能锻炼；手势、图片、文字法与其沟通，满足患者的生理需求，并注意语言的训练。 2. 与康复师配合进行主动训练。 **健康教育：** 1. 用宣教手册为患者介绍有关脑卒中患者的可变与不可变性的危险因素，使患者了解脑卒中再复发的危险性。 2. 针对偏瘫、失语患者，教会家属与其沟通的方法，满足患者生理的需求。			**护理：** 观察病情，给予相应护理。 **健康教育：** 用宣教手册为患者介绍有关脑卒中患者的可变与不可变性的危险因素，使患者了解脑卒中再复发的危险性。			**护理：** 观察病情，给予相应护理。 **健康教育：** 1. 介绍瘫痪患者翻身的方法，并教会家属如何翻身，使患者更舒适。 2. 介绍患者吞咽功能的锻炼方法。		
变异									
签名	白班	小夜班	大夜班	白班	小夜班	大夜班	白班	小夜班	大夜班
护士									
医师									

<table>
<tr><td>日期</td><td colspan="3">住院第 8 天</td><td colspan="3">住院第 9 天</td><td colspan="3">住院第 10 天</td></tr>
<tr><td>诊疗工作</td><td colspan="3">1. 主治医师查房。
2. 书写上级医师查房记录。
3. 停止抗凝治疗。
4. 脱水剂减量或停用。
5. 酌情复查三大常规、生化全项和凝血四项。</td><td colspan="3">1. 主任医师查房。
2. 书写上级医师查房记录。
3. 向患者及家属介绍病情及相关检查结果。</td><td colspan="3">1. 主管医师查房。
2. 书写病程记录。</td></tr>
<tr><td>医嘱</td><td colspan="3">长期医嘱：
1. 停用低分子肝素钠（钙）
2. 停甘露醇或减量□125ml～250ml，ivgtt/ q6h
3. 停甘油果糖□
250ml，ivgtt/q12h
临时医嘱：
酌情复查血常规、尿常规、便常规、生化全项、凝血四项。</td><td colspan="3"></td><td colspan="3"></td></tr>
<tr><td>护理与健康教育</td><td colspan="3">护理：
1. 协助患者进行吞咽功能的锻炼。
2. 继续给予主动运动的康复。
健康教育：
1. 介绍瘫痪患者翻身的方法，并教会家属如何翻身，使患者更舒适。
2. 介绍患者吞咽功能的锻炼方法。</td><td colspan="3">护理：
继续进行康复治疗与护理。
健康宣教：
使患者了解一、二级预防健康教育的内容。</td><td colspan="3">护理：
康复治疗与护理。
健康宣教：
使患者了解一、二级预防健康教育的内容。</td></tr>
<tr><td>变异</td><td colspan="3"></td><td colspan="3"></td><td colspan="3"></td></tr>
<tr><td>签名</td><td>白班</td><td>小夜班</td><td>大夜班</td><td>白班</td><td>小夜班</td><td>大夜班</td><td>白班</td><td>小夜班</td><td>大夜班</td></tr>
<tr><td>护士</td><td></td><td></td><td></td><td></td><td></td><td></td><td></td><td></td><td></td></tr>
<tr><td>医师</td><td colspan="3"></td><td colspan="3"></td><td colspan="3"></td></tr>
</table>

<table>
<tr><td>日期</td><td colspan="3">住院第 11 天</td><td colspan="3">住院第 12 天</td><td colspan="3">住院第 13 天</td></tr>
<tr><td>诊疗工作</td><td colspan="3">1. 主治医师查房。
2. 书写上级医师查房记录。</td><td colspan="3">1. 主管医师查房。
2. 书写病程记录。</td><td colspan="3">1. 主管医师查房。
2. 书写病程记录。</td></tr>
<tr><td>医嘱</td><td colspan="3"></td><td colspan="3"></td><td colspan="3"></td></tr>
<tr><td>护理与健康教育</td><td colspan="3">护理：
康复锻炼效果评价。
健康宣教：
使患者了解一、二级预防健康教育的内容。</td><td colspan="3">护理：
继续给予康复治疗与护理。
健康宣教：
使患者了解一、二级预防健康教育的内容。</td><td colspan="3">护理：
继续给予康复治疗与护理。
健康教育：
1. 观察家属翻身的方法是否正确。
2. 观察患者家属为患者进食的方法是否正确。</td></tr>
<tr><td>变异</td><td colspan="3"></td><td colspan="3"></td><td colspan="3"></td></tr>
<tr><td>签名</td><td>白班</td><td>小夜班</td><td>大夜班</td><td>白班</td><td>小夜班</td><td>大夜班</td><td>白班</td><td>小夜班</td><td>大夜班</td></tr>
<tr><td>护士</td><td></td><td></td><td></td><td></td><td></td><td></td><td></td><td></td><td></td></tr>
<tr><td>医师</td><td colspan="3"></td><td colspan="3"></td><td colspan="3"></td></tr>
</table>

<table>
<tr><td>日期</td><td colspan="3">住院第 14 天</td><td colspan="3">住院第 15 天</td><td colspan="3">住院第 16 天</td></tr>
<tr><td>诊疗工作</td><td colspan="3">1. 主管医师查房。
2. 书写病程记录。</td><td colspan="3">1. 主治医师查房。
2. 书写上级医师查房记录。
3. 酌情复查三大常规、血生化。</td><td colspan="3">1. 主任医师查房。
2. 评估治疗结果及预后。
3. 书写上级医师查房记录。</td></tr>
<tr><td>医嘱</td><td colspan="3">临时医嘱：
NIHSS 评分</td><td colspan="3">长期医嘱：
神内Ⅰ级护理改为Ⅱ级护理。
临时医嘱：
酌情复查血常规、尿常规、便常规、生化 20 项。</td><td colspan="3"></td></tr>
<tr><td>护理与健康教育</td><td colspan="3">护理：
继续给予康复治疗与护理。
健康宣教：
家属针对失语、偏瘫的患者是否能够进行正确沟通与功能锻炼。</td><td colspan="3">护理：
康复与护理。
健康教育：
用宣教手册为患者介绍有关脑卒中患者的可变与不可变性的危险因素，使患者了解脑卒中再复发的危险性。</td><td colspan="3">护理：
继续康复。
健康教育：
1. 脑血管病用药宣教。
2. 进行相应安全护理教育。</td></tr>
<tr><td>变异</td><td colspan="3"></td><td colspan="3"></td><td colspan="3"></td></tr>
<tr><td>签名</td><td>白班</td><td>小夜班</td><td>大夜班</td><td>白班</td><td>小夜班</td><td>大夜班</td><td>白班</td><td>小夜班</td><td>大夜班</td></tr>
<tr><td>护士</td><td></td><td></td><td></td><td></td><td></td><td></td><td></td><td></td><td></td></tr>
<tr><td>医师</td><td colspan="3"></td><td colspan="3"></td><td colspan="3"></td></tr>
</table>

日期	住院第 17 天			住院第 18 天			住院第 19 天		
诊疗工作	1. 主管医师查房。 2. 书写病程记录。			1. 主管医师查房。 2. 书写病程记录。			1. 主管医师查房。 2. 书写病程记录。		
医嘱									
护理与健康教育	**护理：** 做好安全护理。 **健康教育：** 1. 脑血管病用药宣教。 2. 进行相应安全护理教育。			**护理：** 做好安全护理。 **健康教育：** 1. 脑血管病用药宣教。 2. 进行相应安全护理教育。			**护理：** 做好安全护理。 **健康教育：** 1. 脑血管病用药宣教。 2. 进行相应安全护理教育。 3. 评估患者家属的护理方法是否正确。		
变异									
签名	白班	小夜班	大夜班	白班	小夜班	大夜班	白班	小夜班	大夜班
护士									
医师									

日期	住院第 20 天			住院第 21 天		
诊疗工作	1. 主治医师查房。 2. 书写上级医师查房记录。 3. 确定患者出院日期并告知患者及其家属。 4. 请康复科会诊，提供出院后康复指导。			1. 主管医师查房。 2. 书写病程记录及出院小结。 3. 通知出院处。 4. 向患者及家属告知出院后注意事项、药物服用方法和复诊时间。		
医嘱	停长期医嘱 **临时医嘱：** 1. 明日出院。 2. 出院带药。 3. 请康复科会诊。					
护理与健康教育	**护理：** 1. 完成护理记录单，检查出院病历书写，协同患者复印病历。 2. 进行出院指导。 **健康教育：** 康复师交待出院康复意见。			1. 出院带药服用指导。 2. 特殊护理指导。 3. 交待复诊时间与地点。		
变异						
签名	白班	小夜班	大夜班	白班	小夜班	大夜班
护士						
医师						

变异情况	
合并症□	并发症□
1. 高血压□ 2. 糖尿病□ 3. 高脂血症□ 4. 冠心病□	1. 感染□ 呼吸道□ 尿道□ 肠道□ 2. 急性胃粘膜病变伴消化道出血□
检查及治疗□ (用药 1~3 种，静脉用药限于一种)	检查及治疗□
1. 高血压□ 降压药（名称：剂量×天） 1）____ 2）____ 3）____ 2. 糖尿病□ OGTT 试验□次 快测血糖□次 3. 降糖药（名称：剂量×天）□ 1）____ 2）____ 3）____ 4. 高脂血症□ 5. 血脂全项□次 6. 降脂药（名称：剂量×时间）□ 1.____ 2.____ 3.____ 7. 冠心病□ 心电图□次　　心脏超声□次 动态心电图□次　心电监护□小时 冠心病用药（名称：剂量×时间）□ 1）____ 2）____ 3）____	感染□ 1. 呼吸道□ 胸片□次　　肺 CT□次 血常规□次　　痰检霉菌□次 痰培养+药敏□次 2. 尿道□ 3. 尿常规□次　　尿培养+药敏□次 尿检霉菌□次 4. 肠道□ 便常规□次　　便培养+药敏□次 便检霉菌□次 5. 抗生素（名称：剂量×时间） 1）____ 2）____ 3）____ 应激性上消化道出血□ 1. 胃液潜血□次　　便潜血□次 血常规□次　　凝血四项□次 2. 抑酸剂□（名称：剂量×时间） 3. 止血剂□（名称：剂量时×间） 4. 输血□　　□ml
住院费总计：	药费：

脑梗死(急性期)非溶栓治疗临床路径

适用对象：第一诊断为脑梗死（ICD10：I63.9）

患者姓名：　　　性别：　　年龄：　　　门诊号：　　　住院号：

住院日期：　　年　月　日　出院日期：　　年　月　日　住院天数　　　病区

	住院第 1 天
日期	
诊疗工作	1. 询问病史及体格检查 2. 进行 NIHSS 评分 3. 筛查能否溶栓治疗 4. 开出辅助检查项目 5. 追访检查结果 6. 阅读 CT 扫描结果，排除脑出血 7. 做出初步诊断 8. 向患者及其家属告知病情、检查结果及治疗方案 9. 选择以下治疗方案： (1) 抗凝治疗□（栓塞性梗死首选） 适应证：房颤、有再栓塞危险的心源性疾病、动脉夹层或高度狭窄。 禁忌证：①NIHSS 评分>15； ②头颅 CT 有出血，有大面积缺血性脑梗死征象； ③APTT、INR、或血小板计数超过正常范围。 (2) 降纤治疗□ (3) 抗血小板治疗□ 10. 完成首次病程记录和“大病历”
医嘱	**非溶栓** 选择 1 种治疗方法 1. 抗血小板□ 2. 抗凝□ 3. 降纤□ 4. 抗凝+抗血小板□ **长期医嘱：** 1. 神内____级护理□ 2. 饮食 普食□　流食□　半流食□　低盐低脂饮食□　糖尿病饮食□　管饲饮食□（非蛋白质热量：25~30kcal/kg.d，糖：脂=6:4 或 5:5；氮 0.2~0.3g/kg.d） 3. 测血压 bid□ 4. 肌力检查(多部位)×4/周□ 5. 抗血小板治疗□（选 1 种） 阿司匹林□ 100mg，qd 氯吡格雷□ 75mg，qd

注：在□内打“√”选择适当的治疗项目

<table>
<tr><td></td><td colspan="3">6. 抗凝治疗□ (选 1 种)
肝素□
低分子肝素钠（钙）□ 4000u 或 6000u/ih/q12h
华法林□
7. 脱水剂□（颅内高压者选用 1~2 种）
甘露醇□
125ml~250ml，ivgtt q6h
甘油果糖□
250ml，ivgtt/q12h
8. 扩容制剂□
9. 降纤治疗□ (选 1 种)
（FIB>1g/L，临床无出血征象者，禁同时应用抗凝、抗血小板药物）
10. 神经保护剂□（选 1 种）
11. 中药制剂等□（选 1 种）
临时医嘱：
1. 血常规、尿常规、便常规、生化全项、凝血四项
2. 心电图、头颅 CT、头颅 MRI、颈动脉超声
3. 瞳孔眼底检查
4. 认知评定</td></tr>
<tr><td rowspan="2">护理与健康教育</td><td colspan="3">1. 介绍病房环境、设施、设备以及主管医生、责任护士、护士长。
2. 告知患者的权利、义务与院内、科内规章制度。
3. 进行入院护理评估，并记录。
4. 静脉取血。
5. 指导患者做好溶栓治疗前心理准备。
6. 护送患者到相关科室检查，如脑 CT、MRI 等。</td></tr>
<tr><td colspan="3">非溶栓
护理
1. 监测生命体征。
2. 保持呼吸道通畅。
3. 注意并发症护理。
4. 加强营养及饮食护理。
5. 开展早期康复。
6. 训练床上大小便，必要时予以留置导尿及缓泻剂。
健康教育
1. 向患者及家属进行用药宣教，包括用药原则、药物作用和不良反应。
2. 掌握患者心理反应，及时交流与开导，使其配合治疗，达到心理康复。</td></tr>
<tr><td>变异</td><td colspan="3">□ 无
□ 有，填写第 11 页</td></tr>
<tr><td rowspan="2">护士签名</td><td>白班</td><td>小夜班</td><td>大夜班</td></tr>
<tr><td></td><td></td><td></td></tr>
<tr><td>医师签名</td><td colspan="3"></td></tr>
</table>

<table>
<tr><td>日期</td><td colspan="3">住院第 2 天</td><td colspan="3">住院第 3 天</td><td colspan="3">住院第 4 天</td></tr>
<tr><td>诊疗工作</td><td colspan="3">1. 主治医师查房。
2. 明确诊断。
3. 书写上级医师查房记录。
4. 必要时向患者及家属介绍病情变化及相关检查结果。
5. 静脉溶栓患者复查头颅 CT。
6. 溶栓后监测神经功能变化和出血征象。
7. 溶栓后 24 小时，无禁忌证者加用阿司匹林。</td><td colspan="3">1. 主任医师查房。
2. 修正诊断。
3. 指导治疗。
4. 书写上级医师查房记录。
5. 必要时向患者及家属介绍病情变化及相关检查结果。
6. 降纤治疗者复查凝血四项。
7. 溶栓者监测神经功能变化和出血征象。
8. 病情稳定者请康复科评估，并制定康复计划。</td><td colspan="3">1. 主管医师查房。
2. 书写病程记录。
3. 必要时向患者及家属介绍病情变化及相关检查结果。
4. 应用脱水剂患者复查血电解质、血液渗透压及肾功能。</td></tr>
<tr><td>医嘱</td><td colspan="3">长期医嘱：
阿司匹林 100mg，qd
临时医嘱：
静脉溶栓者复查头颅 CT、血常规和凝血四项。</td><td colspan="3">临时医嘱：
1. 降纤治疗者复查凝血四项，如 FIB>1g/L，临床无出血征象者，继续降纤治疗。
2. 康复科会诊。
3. 康复治疗：
一对一徒手功能训练×n 次
肢体功能训练×n 次。</td><td colspan="3">临时医嘱：
应用脱水剂患者复查血钾、血钠及肾功四项。</td></tr>
<tr><td>护理与健康教育</td><td colspan="3">护理：
1. 静脉溶栓者减少穿刺频率及有创性操作。
2. 评估吞咽功能，防止误吸。
3. 卧床，床头抬高 15~30 度。
4. 协助并鼓励患者床上大小便。
健康教育：
1. 讲解有关 CT、取血检查的注意事项，嘱患者对于穿刺部位应长时间按压，防止出血。
2. 注意安全护理，床上活动时动作要缓慢，防止磕碰。
3. 对患者讲解床上大小便的必要性。</td><td colspan="3">护理：
1. 观察出血倾向（皮肤、黏膜、消化道、泌尿系）。
2. 急性日常生活能力的培训。
3. 配合康复治疗，给予患者良好的肢体位置，并进行体位的变换及床上移动的训练，如无病情的加重，可增加活动的次数。
健康教育：
为患者讲解早期康复的重要性，并要求患者做好心理准备，积极配合康复师训练。</td><td colspan="3">护理：
1. 评估患者皮肤的异常。
2. 二便的评估，尽量解除留置导尿。
3. 可给予弹力袜的应用。
4. 可在床上或床边进行被动康复活动。
健康教育：
为患者讲解应用弹力袜与被动活动的重要性，鼓励患者坚持康复，减少废用综合征的发生。</td></tr>
<tr><td>变异</td><td colspan="3"></td><td colspan="3"></td><td colspan="3"></td></tr>
<tr><td>签名</td><td>白班</td><td>小夜班</td><td>大夜班</td><td>白班</td><td>小夜班</td><td>大夜班</td><td>白班</td><td>小夜班</td><td>大夜班</td></tr>
<tr><td>护士</td><td></td><td></td><td></td><td></td><td></td><td></td><td></td><td></td><td></td></tr>
<tr><td>医师</td><td colspan="3"></td><td colspan="3"></td><td colspan="3"></td></tr>
</table>

<table>
<tr><td>日期</td><td colspan="3">住院第 5 天</td><td colspan="3">住院第 6 天</td><td colspan="3">住院第 7 天</td></tr>
<tr><td>诊疗工作</td><td colspan="3">1. 主治医师查房。
2. 必要时调整治疗方案和检查项目。
3. 书写上级医师查房记录。
4. 向患者及家属介绍病情及相关检查结果。
5. 降纤治疗患者复查凝血四项。</td><td colspan="3">1. 主管医师查房。
2. 书写病程记录。</td><td colspan="3">1. 主管医师查房。
2. 书写病程记录。</td></tr>
<tr><td>医嘱</td><td colspan="3">临时医嘱：
1. 降纤治疗患者复查凝血四项。
2. 降纤治疗者如 FIB>1g/L、临床无出血征象则继续降纤治疗。</td><td colspan="3"></td><td colspan="3"></td></tr>
<tr><td>护理与健康教育</td><td colspan="3">护理：
1. 神志清楚患者根据其肢体、语言功能的缺失，给予肢体的早期功能锻炼；手势、图片、文字法与其沟通，满足患者的生理需求，并注意语言的训练。
2. 与康复师配合进行主动训练。
健康教育：
1. 用宣教手册为患者介绍有关脑卒中患者的可变与不可变性的危险因素，使患者了解脑卒中再复发的危险性。
2. 针对偏瘫、失语患者，教会家属与其沟通的方法，满足患者生理的需求。</td><td colspan="3">护理：
观察病情，给予相应护理。

健康教育：
用宣教手册为患者介绍有关脑卒中患者的可变与不可变性的危险因素，使患者了解脑卒中再复发的危险性。</td><td colspan="3">护理：
观察病情，给予相应护理。

健康教育：
1. 介绍瘫痪患者翻身的方法，并教会家属如何翻身，使患者更舒适。
2. 介绍患者吞咽功能的锻炼方法。</td></tr>
<tr><td>变异</td><td colspan="3"></td><td colspan="3"></td><td colspan="3"></td></tr>
<tr><td>签名</td><td>白班</td><td>小夜班</td><td>大夜班</td><td>白班</td><td>小夜班</td><td>大夜班</td><td>白班</td><td>小夜班</td><td>大夜班</td></tr>
<tr><td>护士</td><td></td><td></td><td></td><td></td><td></td><td></td><td></td><td></td><td></td></tr>
<tr><td>医师</td><td colspan="3"></td><td colspan="3"></td><td colspan="3"></td></tr>
</table>

日期	住院第 8 天			住院第 9 天			住院第 10 天		
诊疗工作	1. 主治医师查房。 2. 书写上级医师查房记录。 3. 停抗凝治疗。 4. 脱水剂减量或停用。 5. 酌情复查三大常规、生化全项和凝血四项。			1. 主任医师查房。 2. 书写上级医师查房记录。 3. 向患者及家属介绍病情及相关检查结果。			1. 主管医师查房。 2. 书写病程记录。		
医嘱	**长期医嘱：** 1. 停用低分子肝素钠（钙）。 2. 停甘露醇或减量□ 125ml～250ml，ivgtt/ q6h。 3. 停甘油果糖□ 250ml，ivgtt/q12h。 **临时医嘱：** 酌情复查血常规、尿常规、便常规、生化全项、凝血四项。								
护理与健康教育	**护理：** 1. 协助患者进行吞咽功能的锻炼。 2. 继续给予主动运动的康复。 **健康教育：** 1. 介绍瘫痪患者翻身的方法，并教会家属如何翻身，使患者更舒适。 2. 介绍患者吞咽功能的锻炼方法。			**护理：** 继续进行康复治疗与护理。 **健康宣教：** 使患者了解一、二级预防健康教育的内容。			**护理：** 康复治疗与护理。 **健康宣教：** 使患者了解一、二级预防健康教育的内容。		
变异									
签名	白班	小夜班	大夜班	白班	小夜班	大夜班	白班	小夜班	大夜班
护士									
医师									

日期	住院第 11 天			住院第 12 天			住院第 13 天		
诊疗工作	1. 主治医师查房。 2. 书写上级医师查房记录。			1. 主管医师查房。 2. 书写病程记录。			1. 主管医师查房。 2. 书写病程记录。		
医嘱									
护理与健康教育	**护理：** 康复锻炼效果评价。 **健康宣教：** 使患者了解一、二级预防健康教育的内容。			**护理：** 继续给予康复治疗与护理。 **健康宣教：** 使患者了解一、二级预防健康教育的内容。			**护理：** 继续给予康复治疗与护理。 **健康教育：** 1. 观察家属翻身的方法是否正确。 2. 观察患者家属为患者进食的方法是否正确。		
变异									
签名	白班	小夜班	大夜班	白班	小夜班	大夜班	白班	小夜班	大夜班
护士									
医师									

日期	住院第14天	住院第15天	住院第16天
诊疗工作	1. 主管医师查房。 2. 书写病程记录。	1. 主治医师查房。 2. 书写上级医师查房记录。 3. 酌情复查三大常规、血生化。	1. 主任医师查房。 2. 评估治疗结果及预后。 3. 书写上级医师查房记录。
医嘱	**临时医嘱：** NIHSS 评分。	**长期医嘱：** 神内Ⅰ级护理改为Ⅱ级护理。 **临时医嘱：** 酌情复查血常规、尿常规、便常规、生化20项。	
护理与健康教育	**护理：** 继续给予康复治疗与护理。 **健康宣教：** 家属针对失语、偏瘫的患者是否能够进行正确沟通与功能锻炼。	**护理：** 康复与护理。 **健康教育：** 用宣教手册为患者介绍有关脑卒中患者的可变与不可变性的危险因素，使患者了解脑卒中再复发的危险性。	**护理：** 继续康复。 **健康教育：** 1. 脑血管病用药宣教。 2. 进行相应安全护理教育。
变异			
签名	白班 | 小夜班 | 大夜班	白班 | 小夜班 | 大夜班	白班 | 小夜班 | 大夜班
护士			
医师			

<table>
<tr><td>日期</td><td colspan="3">住院第 17 天</td><td colspan="3">住院第 18 天</td><td colspan="3">住院第 19 天</td></tr>
<tr><td>诊疗工作</td><td colspan="3">1. 主管医师查房。
2. 书写病程记录。</td><td colspan="3">1. 主管医师查房。
2. 书写病程记录。</td><td colspan="3">1. 主管医师查房。
2. 书写病程记录。</td></tr>
<tr><td>医嘱</td><td colspan="3"></td><td colspan="3"></td><td colspan="3"></td></tr>
<tr><td>护理与健康教育</td><td colspan="3">护理：
做好安全护理。
健康教育：
1. 脑血管病用药宣教。
2. 进行相应安全护理教育。</td><td colspan="3">护理：
做好安全护理。
健康教育：
1. 脑血管病用药宣教。
2. 进行相应安全护理教育。</td><td colspan="3">护理：
做好安全护理。
健康教育：
1. 脑血管病用药宣教。
2. 进行相应安全护理教育。
3. 评估患者家属的护理方法是否正确。</td></tr>
<tr><td>变异</td><td colspan="3"></td><td colspan="3"></td><td colspan="3"></td></tr>
<tr><td>签名</td><td>白班</td><td>小夜班</td><td>大夜班</td><td>白班</td><td>小夜班</td><td>大夜班</td><td>白班</td><td>小夜班</td><td>大夜班</td></tr>
<tr><td>护士</td><td></td><td></td><td></td><td></td><td></td><td></td><td></td><td></td><td></td></tr>
<tr><td>医师</td><td colspan="3"></td><td colspan="3"></td><td colspan="3"></td></tr>
</table>

<table>
<tr><td>日期</td><td colspan="3">住院第 20 天</td><td colspan="3">住院第 21 天</td></tr>
<tr><td>诊疗工作</td><td colspan="3">1. 主治医师查房。
2. 书写上级医师查房记录。
3. 确定患者出院日期并告知患者及其家属。
4. 请康复科会诊，提供出院后康复指导。</td><td colspan="3">1. 主管医师查房。
2. 书写病程记录及出院小结。
3. 通知出院处。
4. 向患者及家属告知出院后注意事项、药物服用方法和复诊时间。</td></tr>
<tr><td>医嘱</td><td colspan="3">停长期医嘱
临时医嘱：
1. 明日出院。
2. 出院带药。
3. 请康复科会诊。</td><td colspan="3"></td></tr>
<tr><td>护理与健康教育</td><td colspan="3">护理：
1. 完成护理记录单，检查出院病历书写，协同患者复印病历。
2. 进行出院指导。
健康教育：
康复师交待出院康复意见。</td><td colspan="3">1. 出院带药服用指导。
2. 特殊护理指导。
3. 交待复诊时间与地点。</td></tr>
<tr><td>变异</td><td colspan="3"></td><td colspan="3"></td></tr>
<tr><td>签名</td><td>白班</td><td>小夜班</td><td>大夜班</td><td>白班</td><td>小夜班</td><td>大夜班</td></tr>
<tr><td>护士</td><td></td><td></td><td></td><td></td><td></td><td></td></tr>
<tr><td>医师</td><td colspan="3"></td><td colspan="3"></td></tr>
</table>

<table>
<tr><th colspan="2">变异情况</th></tr>
<tr><td>合并症□</td><td>并发症□</td></tr>
<tr><td>1. 高血压□
2. 糖尿病□
3. 高脂血症□
4. 冠心病□</td><td>1. 感染□
呼吸道□
尿道□
肠道□
2. 急性胃粘膜病变伴消化道出血□</td></tr>
<tr><td>检查及治疗□
(用药 1~3 种，静脉用药限于一种)</td><td>检查及治疗□</td></tr>
<tr><td>1. 高血压□
降压药（名称：剂量×天）
1) ____
2) ____
3) ____
2. 糖尿病□
OGTT 试验□次
快测血糖□次
3. 降糖药（名称：剂量×天）□
1) ____
2) ____
3) ____
4. 高脂血症□
5. 血脂全项□次
6. 降脂药（名称：剂量×时间）□
1) ____
2) ____
3) ____
7. 冠心病□
心电图□次 心脏超声□次
动态心电图□次 心电监护□小时
冠心病用药（名称：剂量×时间）□
1) ____
2) ____
3) ____</td><td>感染□
1. 呼吸道□
胸片□次 肺 CT□次
血常规□次 痰检霉菌□次
痰培养+药敏□次
2. 尿道□
3. 尿常规□次 尿培养+药敏□次
尿检霉菌□次
4. 肠道□
便常规□次 便培养+药敏□次
便检霉菌□次
5. 抗生素（名称：剂量×时间）
1) ____
2) ____
3) ____
应激性上消化道出血□
1. 胃液潜血□次 便潜血□次
血常规□次 凝血四项□次
2. 抑酸剂□（名称：剂量×时间）
3. 止血剂□（名称：剂量时×间）
4. 输血□ □ml</td></tr>
<tr><td>住院费总计：</td><td>药费：</td></tr>
</table>

急性脑梗死临床路径患者告知书

日期	入院第一天	入院第二天	入院第三天
医生的工作	1. 您的负责医师会到您床旁作自我介绍，并详细询问病史和进行体格检查。 2. 您的负责医师询问病史和检查身体完毕后，将会做出初步诊断，并将您的病情、进一步检查项目以及治疗方案告知您和您的家人。 3. 若须进行静脉溶栓治疗，医师将向您和您的家人介绍静脉溶栓的好处和可能发生的意外。 4. 若您选择静脉溶栓治疗，签署知情同意书后，进入神经内科卒中单元进行静脉溶栓治疗。 5. 若您不适合溶栓治疗或不同意做溶栓治疗，您的负责医师将会向您提供其他治疗方法。对于治疗的好处和可能出现的问题，医师将会向您介绍，并征得您的同意。治疗期间常规监测血常规及凝血四项。	1. 您的负责医师将为您做神经系统查体，并向您说明已回报检查的结果。 2. 主治医师或主任医师将为您做进一步检查和评估，并提出指导性意见。	1. 上级医师（主治医师或主任医师）进行检查和评估，并提出指导性意见。 2. 若您病情稳定，可请康复科医师会诊，为您制定相应康复训练计划。
护士的工作	1. 安排好您的床位后，护士会向您作自我介绍，并介绍科室环境、设施和住院期间注意事项，并进行护理评估。 2. 护士将遵医嘱为您静脉取血或进行其他必要的检查，同时通知您特殊检查的时间。若您行走不便，部分检查可在床旁进行，或在护理员及家属陪同下，推床或推轮椅前往相关科室。 3. 若您采用静脉溶栓治疗，护士在24小时内会密切监测您的病情变化。	1. 护士将按时给予健康指导，并定时巡视病房。 2. 早晨护士将遵医嘱为您静脉取血或进行其他必要的检查，同时通知您特殊检查的时间。 3. 按照医嘱为您发药、注射和输液治疗。	1. 护士将按时给予健康指导，并定时巡视病房。 2. 按照医嘱为您发药、打针和输液治疗。
患者及家属的工作	1. 请详细提供您的病史，特别是如果您有糖尿病、高血压、冠心病等慢性病史，并服药治疗，请务必告诉您的负责医师，以便提供相应治疗。如果您曾有药物或食物过敏史、传染病史、手术外伤史以及精神疾病史等，亦请务必告诉您的负责医师，以便做出适当处理。 2. 如果您的病情需要采取溶栓治疗，请您或您的家属与医生充分沟通了解病情后决定是否同意该项治疗。如果同意需要签署知情同意书。 3. 溶栓治疗24小时内，您需绝对卧床，医生和护士将密切观察您的病情变化，监测生命体征，进行神经功能评分，并详细记录。在此期间您若出现任何不适，请及时报告医生和护士。	1. 配合医护人员完成治疗。 2. 身体出现任何不适及时报告医护人员。	1. 配合医护人员完成治疗。 2. 身体出现任何不适及时报告医护人员。

日期	入院第四天至出院前两天	出院前一天	出院日
医生的工作	医生将继续观察您的病情变化，随时调整治疗方案。如果病情平稳，会定期复查凝血功能并酌情复查影像。医生会提前2~3天通知您出院时间。	1. 上级医师将为您作详细的检查和评估，确定您是否可以出院。 2. 若符合出院条件，您的负责医师将指导您出院所带药物的服用方法。 3. 康复科医师会为您提出康复意见。	1. 您的负责医师会向您交待出院后的注意事项，如复诊时间和地点、出院注意事项、发生紧急情况后的处理等。并解答您提出的疾病相关问题。 2. 您的负责医师会向您提供本次住院的“出院记录”，住院期间影像检查片子（如头颅CT、MRI等），并交还您带来的病历资料。
护士的工作	护士将按时给予健康指导，并定时巡视病房。协助您完成特殊检查。按照医嘱为您发药、注射和输液治疗。	整理核对医嘱、账目，提醒您明日出院，提前一天下病历。	护士将为您提出护理注意事项，并指导您办理出院手续。
患者及家属的工作	继续配合治疗，如有任何身体不适，及时报告医护人员。	提前做好出院准备。	出院当天上午等电脑结算完成后，您可以去住院处办理出院手续。并明确复查的时间、地点，出院后您可以进行相应的患肢功能锻炼。

需指出患者个体差异和疾病转归存在不可预测性，上述计划仅适合于“常规情况”。如果需要，我们将根据病情随时调整计划，并向您说明。希望您和您的家人依据上述计划监督我们的工作。本院规定，您的负责医师必须向您和您的家人或您的法定代理人提供以下信息：负责医师姓名、诊疗计划、治疗预期结果、可能发生的风险或意外，以及住院预计费用。为了您的利益，请确定您已充分了解这些信息。

感谢您对我们的信任和支持！愿我们相互合作愉快！

急性缺血性脑血管病静脉溶栓知情同意书

患者姓名		性别		年龄		病例号	
目前诊断	急性脑梗死						
干预方案	静脉溶栓						

静脉溶栓是缺血性脑血管病急性期有效的干预方法，及时、快速的血栓溶解、血管再通，有利于缺血神经元功能的恢复。目前国际上很多研究均证实了静脉溶栓的安全性和有效性，但是由于卒中患者的个体差异、缺血事件病理生理学特点的不同，不同的患者疗效可能不同，所以在接受静脉溶栓的同时，需要病人和家属承担以下风险：

1. 颅内出血，神经功能障碍加重，甚至危及生命。
2. 身体其他部位的出血，如皮肤、粘膜、内脏等，严重时可能需要输血，甚至危及生命。
3. 溶栓药物过敏，严重时可能危及生命。
4. 恶心、呕吐、发热等其他不良反应。
5. 其他不可预知意外发生，甚至危及生命。
6. 溶栓效果不理想，患者神经功能改善不明显。

在进行静脉溶栓治疗时，医务人员将认真准备，密切观察患者的病情变化，最大限度地将可控危险性降到最低限度。若出现上述并发症，我们将积极采取相应的干预措施。在出现可能危及患者生命的并发症时，可能来不及征得患者和家属的意见，采取抢救生命的紧急措施，希望得到患者家属的理解。

患者/家属意见：
了解静脉溶栓并发症，是否接受治疗？______________________。

患者签字：　　　　家属签字：　　　　家属与患者关系：

日期：____年____月____日

科别：　　　　医生签字：

日期：____年____月____日

脑梗死（急性期）临床路径小样本实验研究总结

首都医科大学宣武医院神经内科　宿英英　宋海庆　楚长彪

【摘要】

目的　本研究通过脑梗死（急性期）临床路径小样本实验，探索制订标准化的脑梗死（急性期）临床路径，以便减少患者康复的延迟及资源的浪费,使患者获得最佳的医疗护理服务质量。方法 根据脑梗死的诊断、治疗、护理和康复的预期效果，制定具有严格的工作顺序和目的，准确的时间要求，标准化的诊断、治疗、护理和康复项目的诊疗护理服务计划 (规范)。

结果　完成观察病例 50 份，同期对照 51 份，两数据组相比，临床路径观察组较对照组①住院天数下降，同时平均住院费用下降；②介入检查比例减少，相应药费比例增加；③并发感染率下降，而并发消化道出血率很低；④介入检查和治疗使平均住院费用明显增加。结论 采用脑梗死（急性期）临床路径可提高脑梗死治疗效率，有效控制住院时间和费用。

【关键词】　脑梗死 临床路径

脑梗死以其致残致死率高成为一种严重危害人民身体健康，给患者家庭和社会造成严重负担的疾病。随着医学科技的进步，脑梗死的诊疗方案也在不断变化，但相应的也造成医疗费用水涨船高，加重了患者和社会的经济负担。为了使脑梗死患者得到规范高效的治疗，同时避免医疗资源的浪费，脑梗死标准化临床路径的制订就显得十分急需和必要。本研究试图通过脑梗死（急性期）临床路径小样本实验，探索制订标准化的脑梗死（急性期）临床路径，为脑梗死单病种管理提供依据。

方法：患者选择 2006 年 1 月至 5 月在宣武医院神经内科住院治疗的脑梗死患者，临床路径观察组随机入选 50 例住院脑梗死患者，同期选择年龄性别匹配的 51 例其他住院脑梗死患者作对照。

进入临床路径组病例标准：第一诊断必须符合 ICD10　I63.9 疾病编码

1. 急性脑梗死（头颅 CT 除外脑出血或蛛网膜下腔出血）。

①前循环或后循环；

②具有急性临床症状体征；

③诊断依据 《中国脑血管病防治指南》。

2. 性别年龄不限。

3. 严重脑外疾病（肿瘤晚期、血液疾病、慢性器官功能衰竭等）、手术或创伤、休克、感染并发脑梗死除外。

4. 溶栓加支架病例除外。

治疗方案：

依据 《中国脑血管病防治指南》进行溶栓与非溶栓治疗。

出院标准：

1. 治疗 2~3 周后病情稳定。

2. 神经功能缺损表现有所好转。

3. 并发症得到有效控制。

观察时间：从入院第一天至出院。按照标准化表格观察填写数据。

统计：列表分析比较两组数据变化。

结果：基本情况　根据研究项目的统一要求制定了脑梗死（急性期）临床路径的入组标准、出院标准、诊疗计划书、脑梗死（急性期）住院标准流程（脑梗死临床路径）等文件，按计划完成病例 50 份（临床路径组），与非临床路径组（同期脑梗死病例 51 例）比较（表 1）发现，①住院天数下降（下降 2.77 天），同时平均住院费用下降（下降 11870.84 元）；②介入检查比例减少，相应药费比例增加；③并发感染率下降，而并发消化道出血率很低；④介入检查和治疗使平均住院费用明显增加。

表1　临床路径小样本试验数据

项目		实验组数据	同期对照组数据	比较	溶栓	支架
例数		50	51	–	22	14
平均住院日（天）		16.87	19.57	↓	20.5	18.6
平均住院费用（元）		13614.48	25485.32	↓	32347.59	65397.61
药费比例		60%	40.1%	↑	43%	14.9
介入检查和治疗患者比例		4（8%）	20（40%）		–	–
合并症	感染	10（20%）	17（30%）	↓	3 (13.6%)	–
	上消化道出血	1（2%）	1（2%）		0	–

结论：本次小样本试验研究结果提示通过采用标准化的脑梗死临床路径指导治疗，在保证医疗质量的前提下，可以有效地降低脑梗死患者的平均住院时间和平均费用。因此，推广脑梗死临床路径对脑梗死单病种费用管理有十分重要的意义。当然，这只是小样本试验的结论，对于感染、介入治疗等变异因素的影响还需要通过扩大样本量作进一步研究。我们所制订的临床路径方案也需要在实践中不断完善，为脑梗死临床工作提供参考。

5 老年性白内障

老年性白内障临床路径标准住院流程

适用对象：第一诊断为 老年性白内障 （ICD10：H25.9）

诊断依据：根据《临床诊疗指南–眼科学分册》（中华医学会编著，人民卫生出版社2006年12月第1版）

1. 渐进性视力下降。2. 晶体出现混浊。3. 眼底模糊，红色反光黯淡。

选择治疗方案的依据：根据《临床技术操作规范–眼科学分册》（中华医学会编著，人民军医出版社2007年1月第1版）

1. 诊断明确。

2. 矫正视力低于0. 5。

3. 征得患者及家属的同意。

临床路径标准住院日为 5 天。

进入路径标准：1. 第一诊断必须符合 ICD10：H25. 9 疾病编码。2. 当患者同时具有其他疾病诊断时，如果在住院期间不需要特殊处理也不影响第一诊断的临床路径流程实施时，可以进入临床路径。

术前准备 2 天　所必须的检查项目：

1. 检查眼压、泪道。2. 乙型肝炎表面抗原、丙型肝炎抗体、艾滋病病毒抗体、梅毒抗体。3. 心电图、胸部X线。4. 凝血三项、血生化、血常规、尿常规。5. 眼科A. B超+角膜曲率。6. 角膜内皮计数。

选择用药：预防性用药（抗生素）时间为 1~3 天

手术日为入院第 2~3 天

麻醉方式：局麻/局麻+基础　　眼内植入物：人工晶体

术中用耗品：粘弹剂　　输血：无

术后住院恢复 2 天

必须复查的检查项目

1. 裂隙灯检查　2. 视力　3. 眼压

术后用药：典必殊/同类药物

抗生素 口服喹诺酮或其他抗生素 类，用药时间 3 天

出院标准：（围绕一般情况、切口情况、第一诊断转归）

1. 手术后反应较轻，病情稳定。2. 切口闭合好，前房形成。3. 眼压正常，裂隙灯检查无明显异常。

有无变异及原因分析：

1. 术前化验检查。

2. 术后炎症反应或并发症。

3. 周末。

老年性白内障临床路径

适用对象：第一诊断老年性白内障（ICD10：H25.9）拟行phaco+IOL术

患者姓名：　　　　性别：　　年龄：　　门诊号：　　住院号：

住院日期：____年__月__日　出院日期：____年__月__日　标准住院日 5 天

日期	住院第一天	住院第二天	住院第三天 (手术日)
诊疗工作	□ 将“老年性白内障诊疗计划书”交给患者 □ 询问病史与体格检查 □ 完成“首次病程记录” □ 完成“大病历” □ □ □ □ □	□ 上级医师查房与手术前评估 □ 向患者及其家属交待手术前、手术中和手术后注意事项 □ 患者选择人工晶体（IOL） □ 选择手术用“黏弹剂” □ 签署“手术知情同意书” □ 核实各项检查结果是否正常 □ □ □	□ 手术前再次确认患者姓名、性别、年龄和准备手术的眼睛 □ 手术（超声乳化手术） □ 完成“手术记录” □ 完成“手术日病程记录” □ 向病人及其家属交待手术后注意事项 □ □ □ □ □
医嘱	**长期医嘱：** □ 眼科□Ⅱ级护理 □Ⅲ级护理 □ 抗生素眼水点眼 qid □ **临时医嘱：** □ 血尿常规 □ HIV.HCV.RPR.HBSAg.生化全项 □ 凝血三项 □ 心电图 □ 眼科 A+B 超.角膜曲率.角膜内皮计数 □ 胸部 X 线	**长期医嘱：** □ □ □ **临时医嘱：** □ 拟明日___在_____麻醉下行眼“超声乳化+人工晶体植入手术” □ 术前 30 分钟眼滴“复方托品酰胺”或“美多丽”药水二次 □ 术前 15 分钟眼滴“表麻药”三次 □ □	**长期医嘱：** □ 眼科□I 级护理 □II 级护理 □ “典必殊”药水 4 次/日 □ 口服抗生素 **临时医嘱：** □ □ □ □ □
护理工作	□ 入院护理评估 □ 执行医嘱 □ □ □	□ 手术前物品准备 □ 手术前心理护理 □ 患者手术前沐浴、更衣 □ 执行医嘱 □	□ 随时观察患者情况 □ 手术后心理与生活护理 □ 执行医嘱 □ □
变异	□ 无 □ 有，原因：	□ 无 □ 有，原因：	□ 无 □ 有，原因：
护士签名	白班　小夜班　大夜班	白班　小夜班　大夜班	白班　小夜班　大夜班
医师签名			

日期	住院第四天 （术后第一日）			住院第五天 （出院日）		
诊疗工作	□ 检查病人 □ 上级医师查房，确定有无手术并发症 □ 为病人换药 □ 完成术后病程记录 □ 向患者及家属交代术后恢复情况 □ □ □ □			□ 上级医师查房，确定今日是否可以出院 □ 若患者今日可以出院，则： □ 完成“出院记录” □ 通知出院处 □ 通知患者及其家属今天出院 □ 向患者交待出院后注意事项 □ 预约复诊日期 □ 将“出院记录”副本及“诊断证明”交给患者		
医嘱	**长期医嘱：** □ 眼科□I 级护理 □II 级护理 □ “典必殊”药水 4 次/日 □ 口服抗生素 **临时医嘱：** □ □ □ □			**长期医嘱：** □ 眼科□I 级护理 □II 级护理 □ “典必殊”药水 4 次/日 □ 口服抗生素 **临时医嘱：** □今日出院 □ 出院带药：“典必殊”眼药水 4 次/日，持续 2~3 周 □ 出院带药：口服抗生素 2 天量 □ □		
护理工作	□ 随时观察病人情况 □ 执行医嘱 □ □ □			□ 如果患者可以出院，帮助病人办理出院手续、交费等事项 □ □ □ □		
变异	□ 无 □ 有，原因：			□ 无 □ 有，原因：		
护士签名	白班	小夜班	大夜班	白班	小夜班	大夜班
医师签名						

老年性白内障临床路径患者告知书

日期	入院第一天	入院第二天
医生的工作	负责您此次住院诊疗工作的医师会作自我介绍。然后，为了确保手术成功，他（她）会详细询问您的病情、病史并为您做身体检查。	负责您手术的医师会向您和您的家人或您的法定代理人介绍手术的时间、意义、过程、效果、可能发生的风险和注意事项。
护士的工作	在安排好您的床位后，护士会向您介绍本科室的环境、设施和住院期间的注意事项，并进行护理评估。	取血。 完成相关临床检查。
患者及家属的工作	请将您以往的就诊记录和资料准备好，以便查询。如果您患有糖尿病、高血压、冠心病等疾病并在服药治疗，请务必告诉您的负责医师。我们会请相应的专科医师为您会诊并提供适当的专科治疗。需要指出的是，只有较好地控制了血糖和血压，才能进行手术。这一点请您务必理解。	(1) 在征得你们的同意后，需要您和您的家人或您的法定代理人签署“手术知情同意书”。(2) 根据规定，您需要对手术中植入的“人工晶状体”进行选择。您的负责医师会向您详细介绍各类“人工晶状体”的优点、缺点和价格，您可以根据自己的意愿进行选择。(3) 为了在手术中保护您的眼组织，您还需要对手术中使用的“黏弹剂”进行选择。

日期	入院第三天（手术日）		入院第四天（术后第一天）	入院第五天（术后第一天）
	术前	术后		
医生的工作	为了防止出现差错，您的手术医师和护士会在手术开始前对您的姓名、性别、年龄，特别是您准备接受手术的眼睛进行核对，请您务必予以配合，主动告诉手术医师您准备手术的是左眼还是右眼。	手术结束返回病房后，您的负责医师会到您的床旁了解您手术恢复的情况。	您的负责医师会了解您手术后的恢复情况并进行必要的检查和治疗。	(1) 您的负责医师今日仍会对您进行必要的检查和治疗。 (2) 我们会根据您手术后的恢复情况决定您的出院日期。如果您手术后的恢复情况良好，今天您就可以出院了。 (3) 如果今天可以出院，您的负责医师会向您交待出院后的注意事项，例如返医院复诊的时间和地点、出院后如何进行继续治疗、发生紧急情况后如何处理等。
护士的工作	(1) 在手术前30分钟，病房护士会为您准备手术的眼睛“散开瞳孔”，届时请您予以配合。 (2) 在手术前15分钟，手术室的护士会为您准备手术的眼睛进行“麻醉”，届时请您予以配合。	手术后，护士会按照医嘱为您进行手术后的指导和护理。为了您能早日康复，如果您有任何不适，请务必及时告知我们的医护人员。	护士会按照医嘱为您点眼药并按时发放口服药。	护士会为您进行出院指导，并帮助您办理出院手续。
患者及家属的工作	为了手术的顺利进行，请您在手术过程中不要紧张，并按照医师的要求调整眼球的位置。	为了您能早日康复，如果您有任何不适，请务必及时告知我们的医护人员。	为了术后能够更好地恢复，早日康复出院，请您积极配合我们的治疗。若有不适请及时告知医务人员。	不要忘记向您的负责医师索要此次住院的“出院记录”，以及您带来的病历资料。

需指出患者个体差异和疾病转归存在不可预测性，上述计划仅适合于“常规情况”。如果需要，我们将根据病情随时调整计划并向您说明。希望您和您的家人依据上述计划监督我们的工作。

手术知情同意书

姓名：　　性别：　　年龄：　　入院日期：　　病历号：

术前诊断：老年性白内障	手术名称：Phaco+IOL

一、手术目的和原因

1. 增视　2. 明确眼底情况

二、手术可能发生的情况和准备采取的对策

1. 麻醉意外、心、脑血管意外；对策：积极抢救
2. 术中、术后出血、爆发性脉络膜出血：术中止血，发生爆发性脉络膜出血时积极抢救保眼球
3. 后囊破裂，晶体核坠落玻璃体腔：需行玻璃体切割手术；人工晶体不能植入：需二次手术植入人工晶体
4. 术后感染：积极治疗，严重感染可能导致眼球萎缩
5. 人工晶体排异：再次手术取出人工晶体
6. 人工晶体脱位：再次手术固定晶体
7. 脉络膜、视网膜脱离：再作网膜复位手术
8. 角膜失代偿：再作角膜移植
9. 若合并其他眼部疾病，术后视力可能不提高或丧失：术后治疗原发病变
10. 后发障：激光治疗
11. 继发性青光眼、新生血管性青光眼：药物或手术治疗青光眼
12. 眼球萎缩，影响外观：必要时需眼球摘除，安装义眼
13. 术后视物变形、复视
14. 术后散光、人工晶体度数不合适：可能需要镜片矫正
15. 其他

医师签名

年　月　日

如出现上述情况，医院方面会积极抢救治疗，但在情况严重时病人会有生命危险。病人本人及家属对院方所交代的上述手术风险是否理解、认识、并在思想及经济上能予以承担，请认真、慎重的考虑，如果同意手术请签字为凭。

患者及/或受委托人对患者病情、上述风险及并发症已充分了解，对上述并发症严重时可能会导致病人终生残废，甚至危及患者生命情况已充分认知；经患者本人及/或受委托人慎重考虑，自愿承担由此所带来的风险，保证医疗费用，并望医师尽职尽责完成好此次手术；授权医师可根据病人情况，更改手术方式，扩大或缩小手术范围。若在术时、术后发生意外情况，请医师给予必要处置。

患者（委托人）签名

家属（被委托人）签名　　委托人与被委托人的关系

年　月　日

麻醉知情同意书

姓名： 性别： 年龄： 入院日期： 病历号：

<table>
<tr><td colspan="2">术前诊断</td><td>老年性白内障</td><td>手术名称</td><td>Phaco+IOL</td></tr>
<tr><td colspan="5">为配合手术（检查）顺利进行，拟对患者______实施（全麻气管插管、椎管内麻醉、神经阻滞麻醉、局麻+基础、低温麻醉、控制性降压、其他：<u>局麻/局麻+基础</u>），在麻醉操作过程中，有可能出现下列情况：</td></tr>
<tr><td rowspan="2">麻醉过程中可能出现的医疗意外、并发症</td><td>医疗意外</td><td colspan="3">☐ 1. 心脑血管意外：心律失常，急性心肌，心力衰竭，心脏骤停。
☐ 2. 呼吸系统意外：反流误吸，气管、支气管及喉痉挛，血、气胸，肺栓塞、肺水肿、肺不张，呼吸延迟恢复，呼吸衰竭。
☐ 3. 有伴随疾患的病人和急诊手术时发生各种意外的可能性明显增加。
☐ 4.
☐ 5.</td></tr>
<tr><td>并发症</td><td colspan="3">☐ 1. 麻醉药物过敏：局部麻醉毒性反应，恶性高热。
☐ 2.
☐ 3.
☐ 4.
☐ 5.
☐ 6.
☐ 7.
☐ 8.
☐ 9.
☐ 10. 其他</td></tr>
<tr><td colspan="5">我们将以高度的责任心，认真执行麻醉技术操作规程，全力做好麻醉工作。尽管麻醉过程中上述情况发生的几率很低，但目前的医疗技术手段做不到绝对避免。我们根据国家有关法律法规的规定，充分尊重患者或其家属的知情权，特此告知。患者或其亲属对此明知。如同意，请履行知情同意书签字手续。</td></tr>
<tr><td colspan="5">患者________
家属（被委托人）________与患者关系________

麻醉医师________
年 月 日</td></tr>
</table>

老年性白内障临床路径总结

首都医科大学附属 北京友谊医院眼科 朱 萍 崔 玫

选取我院2005年11月1日至2006年4月30日因老年性白内障于眼科住院行白内障超声乳化+人工晶体植入术的患者50例，占同期超乳手术量的12.7%，其中医保单病种35例，占76%。

一、进入路径标准

1. 有手术适应证；

2. 身体条件较好；

3. 能顺利完成临床路径的老年性白内障病人。

二、出路径标准

1. 因患者一次住院需完成双眼手术的；

2. 患者年老体弱，因伴随症（高血压病、糖尿病等），入院后需调整血压、血糖等全身状况的；

3. 患者有其他合并症，比如：青光眼、糖尿病视网膜病变等需同时手术治疗的；

4. 因成熟期或过熟期白内障，晶体核较硬，而行白内障囊外摘除+人工晶体植入术。

三、出院标准

手术后炎症反应较轻，病情稳定的患者。

四、变异情况

1. 术前检查有异常，需进一步检查，排除手术禁忌的；

2. 由于入院时间与手术安排未合理衔接，至术前住院天数增加的；

因以上各种变异未能在规定时间内完成标准住院流程的老年性白内障病人。

五、患者满意度及依从性

由于缩短了手术前、后住院日，以及总住院日的缩短，同时降低了住院费用，尤其医保病人经过单病种核算，病人自付费用的减少，患者满意度较高，依从性很好。

六、费用

临床路径组平均费用为5063.91±457.486元，对照组5225.61±628.02元。

七、住院天数

临床路径组平均住院天数为3.04±0.198天，对照组5.69±1.813天。

八、困难

1. 需要科室主任及各级医生、护士的思路统一，积极配合；

2. 需要相关科室包括手术室、检验科、放射科及麻醉科的通力协作；

3. 同时还要兼顾病房的使用及周转（比如周六、日病房的使用）；

4. 在短时间内完成甲级病案的书写；

5. 灵活性较单病种稍差；
6. 提高相关医务人员的积极性及参与意识；
7. 完善的实施需要相当长时间的磨合及经费的投入。

6 剖宫产

计划性剖宫产临床路径标准住院流程

适用对象： 第一诊断首选治疗方案为剖宫产者（手术编码ICD-9-CM-3：74.1）

诊断依据： 根据《临床诊疗指南-妇产科学分册》（中华医学会编著，人民卫生出版社2007年1月第1版）

选择治疗方案的依据： 根据《临床诊疗指南-妇产科学分册》（中华医学会编著，人民卫生出版社2007年1月第1版）

1. 骨盆及软产道异常
2. 胎儿巨大
3. 羊水过少
4. 头盆不称
5. 高龄初产妇
6. 胎儿窘迫
7. 有影响阴道分娩的各种合并症
8. 征得患者及家属的同意

临床路径标准住院日为 6 天

进入路径标准： 1. 第一诊断必须是首选治疗方案符合ICD-9-CM-3：74. 1手术编码。2. 当患者同时具有其他疾病诊断时，但在住院期间不需要特殊处理也不影响第一诊断的临床路径流程实施时，可以进入路径。

术前准备 1~2 天　所必须的检查项目：

1. 血常规　　2. 凝血三项　　3. 快速抗HIV

选择用药： 抗生素________类，预防性用药时间为_____天

手术日为入院第 2 天

麻醉方式：硬膜外或腰硬联合　　手术内置物：________

术中用药：　　输血：

术后住院观察 3 天

必须复查的检查项目：血常规

术后用药：

抗生素 头孢 类，用药时间 4 天

出院标准：（围绕一般情况、切口情况、第一诊断转归）

1. 一般状况好，体温正常　2. 伤口无红肿　3. 阴道出血少

有无变异及原因分析： 1. 患者原因入院后5~6日手术。2. 因新生儿黄疸转入儿科，母亲提前出院、儿入儿科。

计划性剖宫产临床路径

适用对象：拟行子宫下段剖宫产术者（ICD-9-CM-3：74.1）

患者姓名：　　　性别：　年龄：　门诊号：　住院号：

住院日期：____年__月__日　出院日期：____年__月__日　标准住院日 6 天

日期	住院第一天	住院第二天 （手术日）	住院第三天 （术后第一日）
诊疗工作	□ 将分娩及剖宫产诊疗计划书交给孕妇 □ 询问孕期情况、既往病史与体格检查 □ 完成产科入院记录 □ 开出常规检查、化验单 □ 上级医生查房与分娩方式评估 □ 确定诊断和手术时间 □ 完成上级医生查房记录、术前小结 □ 签署“分娩及手术知情同意书” □ 签署“输血知情同意书” □ 完成麻醉科“麻醉知情同意书” □ 完成“术前准备” □ 向孕妇及家属交代术前注意事项	□ 手术（剖宫产术） □ 完成手术记录 □ 上级医生查房 □ 完成手术日病程记录和上级医生查房 □ 向孕妇及家属交代术后注意事项 □ 确定有无手术并发症 □ 确定有无麻醉并发症（麻醉科医生随访）	□ 医生查房，进行手术及手术切口评估，确定有无手术并发症及手术切口感染 □ 儿科医生查房 □ 完成日常病程记录和上级医生查房记录 □ 腹部伤口换药
医嘱	**长期医嘱：** 产科常规护理 二级护理 □ 普食 □ 多普勒测胎心 1 次/6 小时 □ 胎心监护 1~2 次/日 **临时医嘱：** □ 血常规、尿常规、便常规 □ 凝血 3 项 □ 快速抗 HIV □ 胎儿超声及脐带血流检查 □ 拟明日上午 时在__麻醉下行剖宫产术 □ 明晨禁食禁水 □ 明晨留置尿管 □ 常规备皮 □ 青霉素皮试 □ 必要时配血	**长期医嘱：** 剖宫产术后常规护理 一级护理 □ 流食，免奶、糖 □ 测血压 1 次/2 小时，稳定后 2 次/日 □ 观察宫底及阴道出血情况 □ 尿管引流接无菌袋 □ 会阴擦洗 2 次/日 □ 乳房护理 □ 静脉输液 1 次/日 □ 0.9%NaCL100ml+抗生素 iv gtt 2 次/日 □ 催产素 10U im 2 次/日 □ 5%GS500ml+VitC 2g iv gtt 1 次/日 剖宫产新生儿护理常规 □ 维生素 K_1 5mg im 1 次/日 □ 青霉素 20 万 U im 2 次/日（酌情） □ 新生儿肤触 1 次/日 □ 新生儿洗浴 1 次/日 □ 脐部护理 **临时医嘱：** □ 低流量吸氧 30 分(术后) □ 注射卡介苗及乙肝疫苗	剖宫产术后常规护理 一级护理 □ 流食 □ 测血压 1 次/日 □ 观察宫底及阴道出血情况 □ 乳房护理 □ 静脉输液 1 次/日 □ 0.9%NaCL100ml+抗生素 iv gtt 2 次/日 □ 催产素 10U im 2 次/日 □ 5%GS500ml+VitC 2g iv gtt 1 次/日 剖宫产新生儿护理常规 □ 维生素 K_1 5mg im 1 次/日 □ 青霉素 20 万 U im 2 次/日（酌情） □ 新生儿肤触 1 次/日 □ 新生儿洗浴 1 次/日 □ 脐部护理 **临时医嘱：** 停留置尿管

护理与健康教育	□ 介绍病房环境、设施和设备 □ 入院护理评估 □ 静脉取血 □ 指导孕妇到相关科室进行超声等检查 □ 术前沐浴、更衣、备皮 □ 术前物品准备 □ 术前心理护理 □ 提醒孕妇明晨禁食禁水			□ 为新生儿注射卡介苗及乙肝疫苗 □ 随时观察产妇情况 □ 帮助产妇早开奶、早吸吮 □ 术后心理护理及生活护理 □ 指导产妇术后活动 □ 夜间巡视			□ 随时观察产妇情况 □ 指导产妇喂母乳 □ 术后心理护理及生活护理 □ 指导产妇术后活动 □ 夜间巡视		
变异	□ 无 □ 有，具体原因：			□ 无 □ 有，具体原因：			□ 无 □ 有，具体原因：		
	白班	小夜班	大夜班	白班	小夜班	大夜班	白班	小夜班	大夜班
护士签名									
医师签名									

日期	住院第四天 （术后第二日）	住院第五日 (术后第三日)	住院第六日 (术后第四日)	住院第七日 (出院日)
诊疗工作	□ 医生查房，进行手术及手术切口评估，确定有无手术并发症及手术切口感染 □ 完成日常病程记录和上级医生查房记录 □ 腹部伤口换药（必要时）	□ 上级医生查房，进行手术及手术切口评估，确定有无手术并发症及手术切口感染 □ 完成日常病程记录和上级医生查房记录 □ 腹部伤口换药（必要时）	□ 上级医生查房，进行手术及手术切口评估，确定有无手术并发症及手术切口感染 □ 完成日常病程记录和上级医生查房记录 □ 腹部伤口换药（必要时）	□ 上级医生查房，进行手术及手术切口评估，确定有无手术并发症及手术切口感染 □ 腹部伤口换药 如果产妇可以出院： □ 通知出院处 □ 通知产妇及家属 □ 向产妇交代出院后注意事项，预约复诊日期和拆线日期 □ 填写母婴健康档案中分娩情况 □ 填写出院证 □ 医保产妇填写诊断证明书
医嘱	剖宫产术后常规护理 二级护理 □ 半流食 □ 乳房护理 □ 静脉输液 1 次/日 □ 0.9%NaCL100ml+抗生素 iv gtt 2 次/日 剖宫产新生儿护理常规 □ 维生素 K_1 5mg im 1 次/日 □ 新生儿肤触 1 次/日 □ 新生儿洗浴 1 次/日 □ 脐部护理	剖宫产术后常规护理 二级护理 □ 半流食□ 乳房护理 □ 静脉输液 1 次/日 □ 0.9% NaCL100ml + 抗生素 iv gtt 2 次/日 剖宫产新生儿护理常规 □ 新生儿肤触 1 次/日 □ 新生儿洗浴 1 次/日 □ 脐部护理 临时医嘱:	剖宫产术后常规护理 二级护理 □ 普食 □ 乳房护理 □ 静脉输液 1 次/日 剖宫产新生儿护理常规 □ 新生儿肤触 1 次/日 □ 新生儿洗浴 1 次/日 □ 脐部护理	
护理与健康教育	□ 随时观察产妇情况 □ 指导产妇喂母乳 □ 术后心理护理及生活护理 □ 指导产妇术后活动 □ 夜间巡视	□ 随时观察产妇情况 □ 指导产妇喂母乳 □ 术后心理护理及生活护理 □ 指导产妇术后活动 □ 新生儿母乳喂养 72小时后取足跟血筛查 □ 夜间巡视	□ 随时观察产妇情况 □ 指导产妇喂母乳 □ 术后心理护理及生活护理 □ 指导产妇术后活动 □ 夜间巡视	□ 帮助产妇办理出院手续及交费等事项
变异	□ 无 □ 有， 具体原因：	□ 无 □ 有， 具体原因：	□ 无 □ 有， 具体原因：	□ 无 □ 有， 具体原因：
护士	白班 小夜班 大夜班	白班 小夜班 大夜班	白班 小夜班 大夜班	白班 小夜班 大夜班
医师				

计划性剖宫产 临床路径患者告知书

日期	入院第一天	入院第二天 (手术日)	入院第三天 (术后第一天)
医生的工作	1. 将分娩及剖宫产诊疗计划书交给孕妇。 2. 询问孕期情况、既往病史与体格检查。 3. 完成产科入院记录。 4. 开出常规检查、化验单。 5. 上级医生查房与分娩方式评估。 6. 确定诊断和手术时间。 7. 完成上级医生查房记录、术前小结。 8. 签署“分娩及手术知情同意书”。 9. 签署“输血知情同意书”。 10. 签署“麻醉知情同意书”。 11. 完成“术前准备”。 12. 向孕妇及家属交代术前注意事项。	1. 手术（剖宫产术）。 2. 完成手术记录。 3. 上级医生查房。 4. 完成手术日病程记录和上级医生查房。 5. 向孕妇及家属交代术后注意事项。 6. 确定有无手术并发症。 7. 确定有无麻醉并发症（麻醉科医生随访）。	1. 医生查房，进行手术及手术切口评估，确定有无手术并发症及手术切口感染。 2. 儿科医生查房。 3. 完成日常病程记录和上级医生查房记录。 4. 腹部伤口换药。
护士的工作	1. 介绍病房环境、设施和设备。 2. 入院护理评估。 3. 静脉取血。 4. 指导孕妇到相关科室进行超声等检查。 5. 术前沐浴、更衣、备皮。 6. 术前物品准备。 7. 术前心理护理。 7. 提醒孕妇明晨禁食禁水。	1. 为新生儿注射卡介苗及乙肝疫苗。 2. 随时观察产妇情况。 3. 执行医嘱。 4. 帮助产妇早开奶、早吸吮。 5. 术后心理护理及生活护理。 6. 指导产妇术后活动。 7. 夜间巡视。	1. 随时观察产妇情况。 2. 执行医嘱。 3. 指导产妇喂母乳。 4. 术后心理护理及生活护理。 5. 指导产妇术后活动。 6. 夜间巡视。
患者及家属的工作	1. 向医生提供孕期情况、既往病史，配合体格检查。 2. 完成常规检查、配合取血、留尿、便。 3. 了解分娩方式。 4. 签署“分娩及手术知情同意书”。 5. 签署“输血知情同意书”。 6. 签署“麻醉知情同意书”。 7. 完成“术前准备”，了解术前注意事项 。	1. 有情况及不适随时向医生、护士反映。 2. 早开奶、早吸吮。 3. 遵照医嘱进食。	1. 有情况及不适随时向医生、护士反映。 2. 母乳喂养。 3. 遵照医嘱进食。 4. 停留置尿管后尽量下床活动。

日期	入院第四天 (术后第二天)	入院第五天 (术后第三天)	入院第六天 (术后第四天)	入院第七天 (出院日)
医生的工作	1. 医生查房，进行手术及手术切口评估，确定有无手术并发症及手术切口感染。 2. 完成日常病程记录和上级医生查房记录。 3. 腹部伤口换药（必要时）。	1. 医生查房，进行手术及手术切口评估，确定有无手术并发症及手术切口感染。 2. 完成日常病程记录和上级医生查房记录。 3. 腹部伤口换药（必要时）。	1. 医生查房，进行手术及手术切口评估，确定有无手术并发症及手术切口感染。 2. 完成日常病程记录和上级医生查房记录。 3. 腹部伤口换药（必要时）。	1. 上级医生查房，进行手术及手术切口评估，确定有无手术并发症及手术切口感染。 2. 腹部伤口换药。 3. 如果产妇可以出院，通知出院处。 4. 通知产妇及家属。 5. 向产妇交代出院后注意事项，预约复诊日期和拆线日期。 6. 填写母婴健康档案中分娩情况。 7. 填写出院证。 8. 医保产妇填写诊断证明书。
护士的工作	1. 随时观察产妇情况。 2. 指导产妇喂母乳。 3. 术后心理护理及生活护理。 4. 指导产妇术后活动。 5. 夜间巡视。	1. 随时观察产妇情况。 2. 执行医嘱。 3. 指导产妇喂母乳。 4. 术后心理护理及生活护理。 5. 指导产妇术后活动。 6. 夜间巡视。	1. 随时观察产妇情况。 2. 执行医嘱。 3. 指导产妇喂母乳。 4. 术后心理护理及生活护理。 5. 指导产妇术后活动。 6. 夜间巡视。	1. 执行医嘱。 2. 帮助产妇办理出院手续及交费等事项。
患者及家属的工作	1. 有情况及不适随时向医生、护士反映。 2. 母乳喂养。 3. 遵照医嘱进食、活动。	1. 为新生儿取足跟血。 2. 有情况及不适随时向医生、护士反映。 3. 母乳喂养。 4. 遵照医嘱进食、活动。	1. 有情况及不适随时向医生、护士反映。 2. 母乳喂养。 3. 遵照医嘱进食、活动。	1. 办理出院手续及交费等事项。 2. 了解出院后注意事项、复诊日期和拆线日期。 3. 请医生填写母婴健康档案中分娩情况。 4. 领取出院证。

需指出患者个体差异和疾病转归存在不可预测性，上述计划仅适合于“常规情况”。如果需要，我们将根据病情随时调整计划并向您说明。希望您和您的家人依据上述计划监督我们的工作。

手术知情同意书

姓名： 性别： 年龄： 入院日期： 病历号：

术前诊断：	手术名称：子宫下段剖宫产

一、手术目的和原因

目的：解决不能阴道正常分娩的问题。

原因：1. 骨盆及软产道异常

2. 胎儿巨大
3. 羊水过少
4. 头盆不称
5. 高龄初产妇
6. 胎儿窘迫
7. 有影响阴道分娩的各种合并症
8. 征得患者及家属的同意

二、手术可能发生的情况和准备采取的对策

1. 剖宫产及剖宫产产钳助产并发症：剖宫产可能会发生操作部位难以控制的大出血致子宫切除；毗邻脏器损伤；如胎盘粘连、胎盘小叶残留，需手取胎盘或刮宫时，有子宫穿孔、感染等可能。极少数产妇因胎盘植入引起产后大出血，有时需切除子宫。

2. 术后可能发生宫内感染、腹部及子宫切口感染，因产后晚期大出血致子宫切除；手术后肠粘连，肠梗阻；术后肺部感染；术后常规应用抗生素预防感染。

3. 产科分娩手术可能发生如羊水栓塞、肺栓塞、心脏猝死、产后大出血、DIC 等严重并发症。由于病情危重引起其他脏器功能衰竭，其至危及生命，必要时请相关科室协助手术。

4. 剖宫产儿未经产道挤压、易发生胎儿窘迫、新生儿窒息及肺炎，新生儿窒息复苏困难致新生儿死亡。

胎头入盆深及胎头浮动者，术中可能需产钳助产，此时兼有剖宫产及产钳助产的并发症。剖宫产儿先天异常或死亡，需两年后才能再次妊娠。

5. 孕妇在孕期虽经过正规产前保健及一些新生儿疾病的筛查，根据目前医学发展，仍不能除外新生儿畸形。

医师签名

年 月 日

如出现上述情况，医院方面会积极抢救治疗，但在情况严重时病人会有生命危险。病人及家属对院方所交代的上述手术风险是否理解、认识、并在思想及经济上能予以承担，请认真、慎重的考虑，如果同意手术请签字为凭。

患者及/或受委托人对患者病情、上述风险及并发症已充分了解，对上述并发症严重时可能会导致病人终生残废，甚至危及患者生命情况已充分认知；经患者本人及/或受委托人慎重考虑，自愿承担由此所带来的风险，保证医疗费用，并望医师尽职尽责完成好此次手术；授权医师可根据病人情况，更改手术方式，扩大或缩小手术范围。若在术时、术后发生意外情况，请医师给予必要处置。

患者（委托人）签名

家属（被委托人）签名 委托人与被委托人的关系

年 月 日

麻醉知情同意书

姓名：　　性别：　　年龄：　　入院日期：　　病历号：

<table>
<tr><td colspan="2">术前诊断</td><td></td><td>手术名称</td><td>子宫下段剖宫产</td></tr>
<tr><td colspan="5">为配合手术（检查）顺利进行，拟对患者实施椎管内麻醉，在麻醉操作过程中，有可能出现下列情况：</td></tr>
<tr><td rowspan="2">麻醉过程中可能出现的医疗意外、并发症</td><td>医疗意外</td><td colspan="3">□ 1. 根据麻醉操作常规、按照《药典》要求使用各种、各类麻醉药物后，病人出现中毒、过敏或高敏反应，甚至危及生命。
□ 2. 全麻时，特别是急症饱腹病人，麻醉前已经采取力所能及的预防措施，但仍不能完全避免发生呕吐、误吸、反流，甚至窒息死亡。
□ 3. 在基础麻醉或椎管阻滞麻醉时，使用规定剂量麻药，仍导致呼吸抑制、血压下降或麻醉平面过高，虽经积极抢救，仍出现不良后果。
□ 4. 按操作规程做深静脉穿刺时因血管变异或其他原因可能发生血气胸。
□ 5. 其他</td></tr>
<tr><td>并发症</td><td colspan="3">□ 1. 全身麻醉后，出现恶性高热、精神异常、肌松剂敏感致长时间无呼吸，积极抢救后仍出现不良后果。
□ 2. 按操作规程进行脊椎穿刺、插管、注射麻醉药物后，发生腰背痛、头痛、硬膜外血肿、神经损伤，甚至截瘫致残等不良后果。
□ 3. 气管插管过程中，虽按常规操作，发生牙齿脱落、鼻出血、唇出血、喉头痉挛、喉水肿、声带损伤、支气管痉挛等不良后果。
□ 4. 椎管阻滞穿刺或局麻时，已严格按常规消毒操作，仍发生穿刺或注射部位感染。
□ 5. 局麻时，注射常规剂量局麻药物发生中毒、过敏或高敏反应等不良后果。
□ 6. 因麻醉和手术需要行有创动、静脉监测时，发生血气胸或血管损伤。
□ 7. 神经阻滞麻醉导致血肿、血气胸等。
□ 8. 麻醉诱发、加重已有的合并症，导致组织器官功能衰竭。
□ 9. 麻醉过程中，发生各种心律失常、神经反射及血流动力学改变等。
□ 10. 其他</td></tr>
<tr><td colspan="5">我们将以高度的责任心，认真执行麻醉技术操作规程，全力做好麻醉工作。尽管麻醉过程中上述情况发生的几率很低，但目前的医疗技术手段做不到绝对避免。我们根据国家有关法律法规的规定，充分尊重患者或其家属的知情权，特此告知。患者或其亲属对此明知。如同意，请履行知情同意书签字手续。</td></tr>
<tr><td colspan="5">患者＿＿＿＿＿
家属（被委托人）＿＿＿＿＿与患者关系＿＿＿＿＿

麻醉医师＿＿＿＿＿
年　月　日</td></tr>
</table>

计划性剖宫产临床路径小样本试验总结

空军总医院妇产科　刘华平

一、关于课题研究工作

我院承担“计划性剖宫产临床路径分课题”之后，共编写了以下内容：

1. 计划性剖宫产标准住院流程。
2. 计划性剖宫产医嘱路径（标准化医嘱单）。
3. 计划性剖宫产临床路径方案制定依据。
4. 计划性剖宫产住院患者告知书。
5. 手术及麻醉志愿书签字特别提示。
6. 计划性剖宫产手术志愿书。
7. 麻醉志愿书。
8. 出院小结。

以上内容的撰写基于多年的产科工作常规，参考乐杰主编《妇产科学》、曹泽毅主编《中华妇产科学》、中国人民解放军总后勤部卫生部编《临床疾病诊断依据治愈好转标准》及中国人民解放军总后勤部卫生部编《医疗护理技术操作常规》。

二、关于小样本临床试验

根据课题组部署，空军总医院和中日友好医院抽调了行子宫下段剖宫产术的病例共300余份，其中计划性剖宫产术的病例约163例，我们挑选了百余例进行了小样本临床试验，有关情况汇报如下：

1 临床资料

1.1 对象 空军总医院及中日友好医院妇产科共完成111例计划性剖宫产术临床实验。

1.2 年龄分布 以空军总医院为例（n=61例）18~39岁：平均年龄28.86岁。

1.3 术式及麻醉选择 手术全部为子宫下段剖宫产术，麻醉选用腰硬联合麻醉或硬膜外麻醉。

1.4 住院日（天）：见表1。《计划性剖宫产标准住院流程》中住院日设计为6天。以空军总医院为例，住院日2~13天，平均6.26天。

1.5 住院费用：（以空军总医院为例）

	床位	西药	检验	特检	治疗	护理	手术	其他	合计
最多	7200	4024.19	1028	1859	3149.79	210.01	2262.18	188	14308.48
最少	68	315.79	0	13	814.08	31.4	949.34	4	1825.58
平均	1389.5	1209.88	199.68	388.38	1699.40	107.66	1556.01	53.99	6592.61

注1：我院床位基本费为34元/日，还设有各种条件的单间病房及套间病房

注2：空军总医院手术费用一项包括剖宫产手术费、麻醉费及术后镇痛泵三项费用

2. 变异因素分析

2.1　患者原因入院后 5~6 日手术。

2.2　子宫瘢痕孕妇要求试产，经动员后手术。

2.3　因新生儿黄疸转入儿科，母亲提前出院随婴儿入儿科。

3　总　结

3.1　入选病例条件

入径标准：

(1) 孕 38 周、臀位、待产。

(2) 孕足月、头位、羊水少。

(3) 孕足月、头位、高龄产妇。

(4) 孕足月、头位、有其他合并症，但不需特殊处理的。

(5) 骨产道及软产道异常者。

(6) 其他需剖宫产者。

3.2　出院标准：

(1) 剖宫产术后 4 天，体温正常 1 天以上，查体无异常，伤口愈合状况良好，腹部无压痛，恶露无异常，血常规大致正常。

(2) 剖宫产术后 7 天返院拆线或拆除拉链。

3.3　标准化住院流程可行，住院日以 5~8 天为宜。

尽可能减少住院等候手术时间，在门诊产前检查时完成基本化验，入院后复查血常规、出凝血时间及快速抗 HIV 后尽快安排手术，计划性剖宫产预约好手术时间。

7 异位妊娠

异位妊娠开腹手术临床路径标准住院流程

适用对象:第一诊断为异位妊娠(宫外孕) (ICD10:O.901)

诊断依据：根据《临床诊疗指南-妇产科学分册》（中华医学会编著，人民卫生出版社2007年1月第1版）。

1. 停经、腹痛、阴道出血。
2. 尿HCG阳性或血HCG异常。
3. 超声提示宫内无胎囊、附件区有包块。
4. 有或无腹腔内出血。

选择治疗方案的依据：根据《临床诊疗指南-妇产科学分册》（中华医学会编著，人民卫生出版社2007年1月第1版）。

1. 已除外宫内孕、宫外孕诊断明确。
2. 不适合保守治疗。
3. 有急诊手术指征。
4. 征得患者及家属的同意。

临床路径标准住院日为 5 天

进入路径标准：1. 第一诊断必须符合ICD10 O.901 疾病编码。2. 当患者同时具有其他疾病时，但在住院期间不需要特殊处理也不影响第一诊断的临床路径流程实施时，可以进入路径。

术前准备 0 或 1 天　所必须的检查项目：

1. 血尿常规、ABO及RH血型。2. 尿或血HCG。3. 生化全项、凝血4项、肝炎8项、HIV TP。4. 胸片、心电图。

选择用药：抗生素头孢、甲硝唑、喹诺酮类，预防性用药时间为 3 天

手术日为入院 当日或次日

麻醉方式：腰麻及硬膜外联合　　手术内置物：

术中用药：无　输血：自体或异体　病理：输卵管妊娠或检材见绒毛组织

术后住院恢复 3或4 天

必须复查的检查项目

1. 血尿常规　　2. 必要时查血HCG

术后用药：抗生素头孢、甲硝唑、喹诺酮类，用药时间 3 天（围手术期共用3天）

出院标准：（围绕一般情况、切口情况、第一诊断转归）

1. 体温正常、白细胞正常、无感染征象。
2. 伤口如期愈合。

3. 无重度贫血。

有无变异及原因分析：

1. 术中发现盆腔炎、贫血、术后发热延长抗生素使用时间。
2. 腹腔内出血多时自体或异体输血。
3. 需要诊刮或取出宫内节育器。
4. 同时需要进行其他手术，如子宫肌瘤剥除、卵巢囊肿剥除、粘连分解等。

异位妊娠腹腔镜手术临床路径标准住院流程

适用对象：第一诊断为异位妊娠（宫外孕） （ICD10：O.901）

诊断依据：根据《临床诊疗指南–妇产科学分册》（中华医学会编著，人民卫生出版社2007年1月第1版）。

1. 停经、腹痛、阴道出血。
2. 尿HCG阳性或血HCG异常。
3. 超声提示宫内无胎囊、附件区有包块。
4. 有或无腹腔内出血。

选择治疗方案的依据：根据《临床诊疗指南–妇产科学分册》（中华医学会编著，人民卫生出版社2007年1月第1版）。

1. 已除外宫内孕、宫外孕诊断明确。2. 有手术指征。3. 征得患者及家属的同意。

临床路径标准住院日为 6 天

进入路径标准：1. 第一诊断必须符合ICD10 O.901 疾病编码。2.当患者同时具有其他疾病时，但在住院期间不需要特殊处理也不影响第一诊断的临床路径流程实施时，可以进入路径。

术前准备 0或1 天　所必须的检查项目：

1. 血尿常规、ABO及RH血型。2. 尿或血HCG。3. 生化全项、凝血4项、肝炎8项、HIV TP。4. 胸片、心电图。

选择用药：抗生素 头孢、甲硝唑、喹诺酮 类，预防性用药时间为 3 天

手术日为入院 当日或次日 天

麻醉方式： 全身麻醉　　手术内置物：

术中用药：无　输血：自体或异体　病理:输卵管妊娠或检材见绒毛组织

术后住院恢复 4 天

必须复查的检查项目

1. 血尿常规　2.必要时查血HCG

术后用药：抗生素头孢、甲硝唑、喹诺酮类，用药时间 3 天 (围手术期共用3天)

出院标准：（围绕一般情况、切口情况、第一诊断转归）

1. 体温正常、白细胞正常、无感染征象。
2. 伤口如期愈合。
3. 无重度贫血。

有无变异及原因分析：

1. 术中发现盆腔炎、贫血、术后发热延长抗生素使用时间。
2. 腹腔内出血多时自体或异体输血。
3. 需要诊刮或取出宫内节育器。
4. 同时需要进行其他手术，如子宫肌瘤剥除、卵巢囊肿剥除、粘连分解等。

异位妊娠开腹手术临床路径

适用对象：第一诊断为异位妊娠（ICD10：O.901）伴腹腔内出血，拟行手术治疗

患者姓名：　　　性别：　年龄：　　门诊号：　　　住院号：

住院日期：____年__月__日　出院日期：____年__月__日　标准住院日__5__天

<table>
<tr><td>日期</td><td colspan="6">住院第一天
（是 否 手术日）</td><td colspan="3">住院第二天
（术后第__天）</td></tr>
<tr><td>诊疗工作</td><td colspan="3">□ 将“异位妊娠”诊疗计划书交给患者
□ 询问病史及体格检查
□ 完成住院病历
□ 完成首次病程记录
□ 完善各项化验及检查并追回结果
□ 请上级医生检查病人决定治疗计划及手术方案</td><td colspan="3">□ 向患者及家属交代病情并签订手术及输血同意书
□ 术前准备
□ 急诊手术
□ 完成手术记录及术后记录
□向病人及家属交待手术情况及术后注意事项
□监测患者情况及术后治疗
□向夜班交班</td><td colspan="3">□ 上级医生查房，密切注意患者生命体征、手术切口情况、肠蠕动是否排气等问题
□ 记录病程及上级医师查房记录
□ 拔除导尿管
□ 伤口换药
□ 继续抗炎输液治疗
□ 根据血色素和血球压积情况决定是否需输血治疗贫血</td></tr>
<tr><td>医嘱</td><td colspan="3">长期医嘱：
术前：
□ 妇科Ⅱ级护理
□ 普食
□ 注意腹痛变化
术后（如当日手术）：
□ 妇科术后护理常规
□ Ⅰ级护理
□ 流食，免奶、糖
□ 保留尿管 24 小时开放
□ 静滴抗生素治疗</td><td colspan="3">临时医嘱：
术前检查：
□ 血常规+血型
□ 尿常规　□ 生化全项
□ 生化全项　□ 肝炎八项
□ HIV+TP　□ 凝血四项
□ 血-HCG
□ 心电图　□ 正位胸片
术前准备：
□ 术前 4 小时禁食禁水
□ 腰部腹部阴部备皮
□ 术前插尿管
□ 取配血 400ml
术后临时医嘱：
□ 全麻术后护理常规
□ 血常规，尿常规
□ 静脉输液
（葡萄糖、葡萄糖盐）</td><td colspan="3">长期医嘱：
□ 妇科术后护理常规
□ Ⅰ级护理
□ 流食，免奶、糖（未排气）
普食（排气）
□ 保留尿管
□ 静点抗生素治疗
临时医嘱：
□ 伤口换药
□ 静脉输液
（葡萄糖、葡萄糖盐）</td></tr>
<tr><td>护理与健康教育</td><td colspan="3">入院：
□ 执行医嘱
□ 介绍病房环境、设施、设备、及入院宣教，护理评估
□ 指导医疗护理员带领患者到相应科室进行心电图、胸片检查
□ 协助医生完成诊疗工作</td><td colspan="3">术前：
□ 执行医嘱
□ 术前准备及心理护理
术后：
□ 执行医嘱
□ 心理与生活护理
□ 告知患者饮食情况及尿管保留时间
□ 输液治疗并注意有无输液反应
□ 观察患者病情变化</td><td colspan="3">□ 执行医嘱
□ 注意有无输液反应
□ 协助医生伤口换药
□ 心理与生活护理
□ 观察患者病情变化
□ 观察患者术后排气情况
□ 观察患者拔除尿管后排尿情况
□ 指导并协助患者术后活动</td></tr>
<tr><td>变异</td><td colspan="3">□ 无　□ 有，变异原因：</td><td colspan="3">□ 无　□ 有，变异原因：</td><td colspan="3">□ 无　□ 有，变异原因：</td></tr>
<tr><td></td><td>白班</td><td>小夜班</td><td>大夜班</td><td>白班</td><td>小夜班</td><td>大夜班</td><td>白班</td><td>小夜班</td><td>大夜班</td></tr>
<tr><td>护士签名</td><td></td><td></td><td></td><td></td><td></td><td></td><td></td><td></td><td></td></tr>
<tr><td>医师签名</td><td colspan="3"></td><td colspan="3"></td><td colspan="3"></td></tr>
</table>

<table>
<tr><td>日期</td><td colspan="3">住院第三天
（手术后第　天）</td><td colspan="3">住院第四天
（手术后第　天）</td><td colspan="3">住院第五天
（出院日）</td></tr>
<tr><td>诊疗工作</td><td colspan="3">□ 上级医生查房，密切注意患者生命体征，手术切口愈合，是否排气等问题</td><td colspan="3">□ 上级医生查房，密切注意患者生命体征，手术切口愈合，是否排气等问题
□ 查房，密切注意患者生命体征，手术切口愈合，体温变化等情况
□ 记录病程及查房记录
□ 确定患者明日是否可以出院
□ 如患者可以出院，通知家属及本人
□ 通知出院处</td><td colspan="3">□ 上级医师查房确定手术恢复情况、切口愈合情况等
□ 如上级医师确定患者情况良好则通知出院
□ 通知出院处
□ 完成病案首页的填写
□ 通知患者及家属今日出院
□ 告知患者今后避孕及妊娠注意事项
□ 预约伤口拆线及复查时间</td></tr>
<tr><td>医嘱</td><td colspan="3">长期医嘱：
□ 妇科术后护理常规
□ Ⅱ级护理
□ 流食；免奶、糖（未排气）
□ 普食（排气后）
□ 静点抗生素治疗
临时医嘱：
□ 静脉输液
（葡萄糖、葡萄糖盐）</td><td colspan="3">长期医嘱：
□ 妇科术后护理常规
□ Ⅱ级护理
□ 普食（排气后）
□ 口服抗生素
临时医嘱：
□ 通知明日出院
□ 出院带药
□ 如输卵管开窗术患者复查血 HCG</td><td colspan="3">长期医嘱：
□ 妇科术后护理常规
□ Ⅱ级护理
□ 普食
临时医嘱：
□ 通知出院</td></tr>
<tr><td>护理与健康教育</td><td colspan="3">□ 心理与生活护理
□ 观察患者病情变化
□ 执行医嘱
□ 注意有无输液反应</td><td colspan="3">□ 心理与生活护理
□ 观察患者病情变化
□ 执行医嘱
□ 出院指导（办理出院手续、交费等）、
□ 交待带药服用方法及注意事项
□ 静脉取血</td><td colspan="3">□ 帮病人办理出院手续
□ 执行长期医嘱
□ 执行临时医嘱</td></tr>
<tr><td>变异</td><td colspan="3">□ 无 □ 有，变异原因：</td><td colspan="3">□ 无 □ 有，变异原因：</td><td colspan="3">□ 无 □ 有，变异原因：</td></tr>
<tr><td></td><td>白班</td><td>小夜班</td><td>大夜班</td><td>白班</td><td>小夜班</td><td>大夜班</td><td>白班</td><td>小夜班</td><td>大夜班</td></tr>
<tr><td>护士签名</td><td></td><td></td><td></td><td></td><td></td><td></td><td></td><td></td><td></td></tr>
<tr><td>医师签名</td><td colspan="3"></td><td colspan="3"></td><td colspan="3"></td></tr>
</table>

异位妊娠腹腔镜手术临床路径

适用对象：第一诊断为异位妊娠（ICD10：O.901）无出血性休克，拟行腹腔镜手术治疗

患者姓名：　　　　性别：　　年龄：　　门诊号：　　　住院号：

住院日期：__年__月__日　出院日期：__年__月__日　标准住院日__6__天

<table>
<tr><td>日期</td><td colspan="3">住院第一天</td><td colspan="3">住院第二天
（术后第　天）</td></tr>
<tr><td>诊疗工作</td><td colspan="2">□ 将“异位妊娠”诊疗计划书交给患者
□ 询问病史及体格检查
□ 完成住院病历
□ 完成首次病程记录
□ 完善各项化验及检查并追回结果
□ 请上级医生查病人决定治疗计划及手术方案</td><td>□ 向患者及家属交代病情并签订手术及输血同意书
□ 术前准备
□ 通知手术室准备腹腔镜手术器械
□ 向夜班交班
□ 如等待手术过程中有紧急情况立即开腹手术后</td><td colspan="3">□ 行腹腔镜手术
□ 完成手术记录及术后记录
□ 向病人及家属交待手术情况
□ 监测患者情况及术后治疗
□ 向夜班交班</td></tr>
<tr><td>医嘱</td><td colspan="2">长期医嘱：
术前：
□ 妇科Ⅱ级护理
□ 普食
□ 注意腹痛变化
术后（如当日手术）：
□ 妇科术后护理常规
□ Ⅰ级护理
□ 流食，免奶、糖
□ 保留尿管 24 小时开放
□ 静滴抗生素治疗</td><td>临时医嘱：
术前检查：
□ 血常规+血型　□ 尿常规
□ 生化全项　□ 肝炎八项
□ HIV+TP　□ 凝血四项
□ 血-HCG
□ 心电图　□ 正位胸片
术前准备：
□ 术前 4 小时禁食禁水
□ 腰部腹部阴部备皮
□ 术前插尿管
□ 取配血 400ml
术后临时医嘱：
□ 全麻术后护理常规
□ 血常规　□ 尿常规
□ 静脉输液
（葡萄糖、葡萄糖盐）</td><td colspan="3">长期医嘱：
□ 妇科术后护理常规
□ Ⅰ级护理
□ 流食，免奶、糖
□ 保留尿管 24 小时开放
□ 静点抗生素治疗
临时医嘱：
□ 全麻术后护理常规
□ 血常规
□ 尿常规
□ 静脉输液
（葡萄糖、葡萄糖盐）</td></tr>
<tr><td>护理与健康教育</td><td colspan="2">□ 入院时介绍病房环境、设施、设备及入院宣教，护理评估
□ 协助医生完成诊疗工作
□ 注意观察一般情况及腹痛等变化</td><td>□ 执行长期医嘱
□ 注意观察病情
□ 执行临时医嘱
□ 指导医疗护理员带领患者到相应科室进行心电图、胸片检查
□ 术前准备及心理护理</td><td colspan="3">□ 协助医生完成诊疗工作
□ 执行医嘱
□ 告知患者饮食情况及尿管保留时间
□ 输液治疗并注意有无输液反应
□ 心理与生活护理
□ 观察生命体征</td></tr>
<tr><td>变异</td><td colspan="3">□ 无　□ 有，变异原因：</td><td colspan="3">□ 无　□ 有，具体原因：</td></tr>
<tr><td></td><td>白班</td><td>小夜班</td><td>大夜班</td><td>白班</td><td>小夜班</td><td>大夜班</td></tr>
<tr><td>护士签名</td><td></td><td></td><td></td><td></td><td></td><td></td></tr>
<tr><td>医师签名</td><td colspan="3"></td><td colspan="3"></td></tr>
</table>

日期	住院第三天 （手术后第一天）	住院第四天 （手术后第二天）	住院第五天 （手术后第三天）	住院第六天 （手术后第四天）
诊疗工作	□ 上级医生查房，密切注意患者生命体征，手术切口愈合，是否排气等问题 □ 记录病程及上级医生查房记录 □ 拔除导尿管 □ 伤口换药 □ 继续抗炎输液治疗 □ 根据血色素和血球压积情况决定是否需输血治疗及贫血	□ 上级医生查房，密切注意患者生命体征，手术切口愈合，是否排气等问题	□ 查房，密切注意患者生命体征，手术切口愈合，体温变化等情况 □ 记录病程及查房记录 □ 确定患者明日是否可以出院 □ 如果患者可以出院，通知家属及本人 □ 通知住院处	□ 上级医生查房，确定患者恢复情况，伤口拆线，确定愈合情况等 □ 如上级医生确定患者情况良好则通知出院 □ 通知住院处 □ 通知患者及家属今日出院 □ 告知患者今后避孕及妊娠注意事项 □ 预约复查时间
医嘱	**长期医嘱：** □ 妇科术后护理常规 □ Ⅰ级护理 □ 流食免奶、糖（未排气） □ 普食（排气后） □ 静点抗生素治疗 **临时医嘱：** □ 伤口换药 □ 静脉输液（葡萄糖、葡萄糖盐）	**长期医嘱：** □ 妇科术后护理常规 □ Ⅱ级护理 □ 流食免奶、糖（未排气） □ 普食（排气后） □ 静点抗生素 **临时医嘱：** □ 静脉输液（葡萄糖、葡萄糖盐） □ 如输卵管开窗术患者复查血 HCG	**长期医嘱：** □ 妇科术后护理常规 □ Ⅱ级护理 □ 普食（排气后） □ 口服抗生素 **临时医嘱：** □ 通知出院 □ 出院带药	**长期医嘱：** □ 妇科术后护理常规 □ Ⅱ级护理 □ 普食 **临时医嘱：** □ 通知出院
护理与健康教育	□ 心理与生活护理 □ 观察患者病情变化 □ 观察患者术后排气情况 □ 观察患者拔除尿管后排尿情况 □ 指导并监督患者术后活动 □ 执行医嘱 □ 注意有无输液反应 □ 协助医生伤口换药	□ 心理与生活护理 □ 观察患者病情变化 □ 执行医嘱 □ 注意有无输液反应 □ 观察伤口情况	□ 心理与生活护理 □ 观察患者病情变化 □ 执行医嘱 □ 出院准备指导（办理出院手续、交费等） □ 交待带药服用方法及注意事项 □ 静脉取血	□ 协助病人办理出院手续 □ 执行医嘱
变异	□无 □有，变异原因：	□无 □有，变异原因：	□无 □有，变异原因：	□无 □有，变异原因：
	白班 小夜班 大夜班	白班 小夜班 大夜班	白班 小夜班 大夜班	白班 小夜班 大夜班
护士签名				
医师签名				

异位妊娠 临床路径患者告知书

日期	入院第一天	入院第二天	入院第三天
医生的工作	□ 将诊疗计划交给患者 □ 完成住院病历 □ 完成首次病程记录 □ 完成长期及临时医嘱 □ 完成各项术前化验并及时追回结果 □ 请上级大夫检查病人决定治疗计划及手术方案 □ 术前准备 □ 向患者及家属交病情并签订手术及输血同意单 □ 急诊手术并完成术后记录及手术记录或严密观察病情待次日手术 □ 完成术后医嘱 □ 交班	□ 如当日手术完成术后记录及手术记录 □ 查房，观察病人一般情况、生命体征、伤口情况、肠鸣音、及尿量、色 □ 向患者及家属交待手术情况及注意事项	□ 上级医师查房 □ 更改医嘱
护士的工作	□ 介绍病房环境、设施，进行入院宣教 □ 执行医嘱 □ 术前准备 □ 观察病情 □ 心理护理	□ 执行医嘱 □ 观察一般情况 □ 观察输液情况 □ 心理护理 □ 及时发现问题	□ 执行医嘱 □ 观察一般情况 □ 观察输液情况 □ 心理护理 □ 及时发现问题
患者及家属的工作	□ 了解住院须知 □ 配合医、护人员完成各项检查及治疗 □ 签署手术及输血同意单 □ 有情况及时与医务人员沟通	□ 向医生了解手术情况 □ 配合各项治疗 □ 有情况及时与医务人员沟通 □ 下地活动	□ 配合治疗 □ 下地活动

日期	入院第四天	入院第五天	入院第六天
医生的工作	□ 观察病情 □ 通知出院、完成出院病历 □ 请上级医师检查病历	□ 通知出院、完成出院病历 □ 请上级医师检查病历	□ 完成各项工作
护士的工作	□ 执行医嘱 □ 告知患者避孕及妊娠等注意事项 □ 预约复查时间	□ 执行医嘱 □ 协助患者办理出院手续 □ 告知患者避孕及妊娠等注意事项 □ 预约复查时间	□ 出院后病房整理
患者及家属的工作	□ 加强活动及营养 □ 出院前准备 □ 了解出院后注意事项	□ 加强活动及营养 □ 出院前准备 □ 了解出院后注意事项 □ 出院	□ 出院

需指出患者个体差异和疾病转归存在不可预测性，上述计划仅适合于“常规情况”。如果需要，我们将根据病情随时调整计划并向您说明。希望您和您的家人依据上述计划监督我们的工作。

手术知情同意书

姓名：　　性别：　　年龄：　　入院日期：　　病历号：

术前诊断：异位妊娠（宫外孕）	手术名称：
手术目的：	

一、手术中可能发生的情况

1. 突发大出血且无法有效控制。
2. 组织器官损伤，如肠管、膀胱、输尿管尿道。
3. 病灶无法全部切除。
4. 术中因某些原因更改手术方式，扩大或缩小手术范围。
5. 术中突发意外，出现心、肺、脑、肾或其他重要器官功能衰竭，并危及生命。
6. 腹腔镜手术中出现气体栓塞，危及生命。
7. 高碳酸血症。
8. 其他。

二、手术后可能发生的情况

1. 因伤口感染、脂肪液化等使伤口延期愈合或不愈合，再次手术。
2. 因病理异常、瘘或腹腔内出血等需要再次手术。
3. 出现重要脏器功能不全或衰竭需要转入重症监护病房监护治疗。
4. 肠粘连、肠梗阻，胃肠功能紊乱、水电解质紊乱。
5. 血栓，栓塞。
6. 肠粘连、肠梗阻。
7. 其他。

医师签名

年　月　日

如出现上述情况，医院方面会积极抢救治疗，但在情况严重时病人会有生命危险。病人本人及家属对院方所交代的上述手术风险是否理解、认识、并在思想及经济上能予以承担，请认真、慎重的考虑，如果同意手术请签字为凭。

患者及/或受委托人对患者病情、上述风险及并发症已充分了解，对上述并发症严重时可能会导致病人终生残废，甚至危及患者生命情况已充分认知；经患者本人及/或受委托人慎重考虑，自愿承担由此所带来的风险，保证医疗费用，并望医师尽职尽责完成好此次手术；授权医师可根据病人情况，更改手术方式，扩大或缩小手术范围。若在术时、术后发生意外情况，请医师给予必要处置。

患者（委托人）签名

家属（被委托人）签名　　委托人与被委托人的关系

年　月　日

麻醉知情同意书

姓名：　　性别：　　年龄：　　入院日期：　　病历号：

<table>
<tr><td>术前诊断</td><td>异位妊娠(宫外孕)</td><td>手术名称</td><td></td></tr>
<tr><td colspan="4">为配合手术（检查）顺利进行，拟对患者______实施（全麻气管插管、椎管内麻醉、神经阻滞麻醉、局麻+基础、低温麻醉、控制性降压、其他：____________），在麻醉操作过程中，有可能出现下列情况：</td></tr>
<tr><td>麻醉过程中可能出现的医疗意外、并发症</td><td colspan="3">□ 1. 牙齿脱落、气道损伤、声音嘶哑、声带麻痹，误吸、穿刺后血肿、神经（根）损伤、全脊麻等。
□ 2. 麻醉药物中毒、过敏或高敏反应 。
□ 3. 输血或输液反应。
□ 4. 气道梗阻、窒息、喉痉挛、呼吸抑制、呼吸衰竭、感染。
□ 5. 低血压、高血压、心律失常、心肌缺血、心力衰竭、心脏骤停。
□ 6. 中枢或外周神经系统损伤。
□ 7. 急、危重抢救病人麻醉中随时出现严重意外、甚至危及生命。
□ 8. 其他。</td></tr>
<tr><td colspan="4">我们将以高度的责任心，认真执行麻醉技术操作规程，全力做好麻醉工作。尽管麻醉过程中上述情况发生的几率很低，但目前的医疗技术手段做不到绝对避免。我们根据国家有关法律法规的规定，充分尊重患者或其家属的知情权，特此告知。患者或其亲属对此明知。如同意，请履行知情同意书签字手续。</td></tr>
<tr><td colspan="4">患者________
家属（被委托人）________与患者关系________

麻醉医师________
年　月　日</td></tr>
</table>

宫外孕手术治疗临床路径可行性研究

首都医科大学附属北京朝阳医院妇产科 郭淑丽 张震宇 胡燕生

医疗保险制度已成为当前医疗活动的重要组成部分，对一些相对简单、诊疗流程容易规范的疾病进行系统化管理，已显示出巨大优势。异位妊娠是妇产科临床的常见疾病，其治疗相对容易，但由于其临床表现的多样性，使某些病历的诊断过程较为复杂，那么异位妊娠能否适合单病种的管理呢？为解决这一问题，我们对其手术治疗的临床路径进行研究，以寻找出该病的最佳治疗和护理模式，为制定此病种合理的收费标准提供依据。

资料与方法

选择 2005 年 12 月 1 日~2006 年 6 月 15 日在我院妇科住院行手术治疗的异位妊娠病例。接纳病例标准为：1. 异位妊娠诊断基本确定。2. 无明显内外科严重合并症。3. 未出现失血性休克。排除病例标准为：1. 诊断尚不确定，需进一步明确诊断者。2. 患者已出现失血性休克。符合标准共 60 例，其中开腹手术 29 例，腹腔镜手术 31 例。两组患者年龄分别为开腹组 28.1（16~43），腹腔镜组 28.9（19~44）。

路径设计

整个疗程设计为 5~6 天。入院当日医生完成住院病历，护士协助完善术前各项辅助检查，包括血尿常规、血型、生化检查、肝炎病毒筛查、梅毒及艾滋病筛查、胸片、心电图、血 HCG、配血，术前准备，急诊行手术。如果需要准备腹腔镜器械，则于次日手术。术后即开始静脉使用抗生素，抗生素使用标准为各类药物均在二代以下。术后 24 小时内一级护理，完成手术记录。24 小时后改为二级护理，拔除尿管，伤口换药一次。抗生素共用 3 天，酌情使用抗贫血药，适时复查血 HCG。术后 4~5 天出院。腹腔镜手术切口无须拆线，开腹手术带线出院。具体流程见异位妊娠临床路径表单。

结果

1. 开腹组平均住院时间为 5.38 天（4~8 天），有 5 例超过路径规定的时间，其中 4 例为 7 天，1 例为 8 天。超出路径规定时间的原因分别是，2 例合并中度贫血，术后等待拆线后出院，1 例术中使用了自体血回吸收并延长抗生素使用时间，1 例合并潜在梅毒，盆腔严重粘连，术后出现低钾血症，1 例合并轻度贫血及盆腔炎。开腹组平均使用费用为 5929 元（3576~9157 元），腹腔镜组平均住院时间为 4.55 天（3~5 天），平均使用费用为 7768 元（5670~10369 元）。患者住院时间及住院费用见表 1。

表1 开腹及腹腔镜手术比较

	腹手术	腹腔镜手术
住院时间（天）	5.38（4~8）	4.55（3~5）
费用（元）	5929（3576~9157）	7768（5670~10369）

2. 开腹组大多数费用在4000~6000元，占55%（16/29），另外有31% >7000元。腹腔镜组80.7%费用在7000元以上，其中7000~8000元占45.2%（14/31），>8000元者占35.5%(11/31)。两组费用使用情况细分见表2。

表2 开腹与腹腔镜费用分布情况

	开腹 (n)	%	腹腔镜 (n)	%
<4000元(例)	2	6.9	0	
4000~<5000元(例)	8	27.6	0	
5000~<6000元(例)	8	27.6	1	3.2
6000~<7000元(例)	2	6.9	5	16.1
7000~<8000元(例)	5	17.2	14	45.2
>8000元(例)	4	13.8	11	35.5
总计	29	0	31	0

讨论

1. 就住院时间而言，腹腔镜组全部满足了路径要求，且短于开腹组。由于腹腔镜手术切口小，不需要缝合也无须拆线，所以能保证患者按时出院，患者易于接受。开腹组中由于种种原因使一些患者只有等拆线后方能出院，故延长了路径要求的住院时间。

2. 虽然腹腔镜组住院时间短，但平均住院费用高于开腹组，可见住院费用的高低不完全取决于住院时间，造成腹腔镜组费用高的主要两个原因一是手术必须使用全身麻醉，二是腹腔镜器械费用较高。

3. 本研究中两组的费用均偏高，分析其原因有，存在休克先兆（虽尚未出现休克）、术中使用自体血回吸收或异体输血、重复某些检查、术中同时实施其他手术（如卵巢囊肿、黄体囊肿、子宫肌瘤等剥除及肠粘连松解等手术）、麻醉费用较高、腹腔镜器械的使用、术后出现并发症及延长抗生素使用时间等。

结论

1. 本研究中提出的异位妊娠临床路径适用于临床，可操作性强，故可将其纳入单病种管理。但需要严格筛选病例，即入院时异位妊娠诊断明确，无休克及休克前兆，无合并症及并发症。

2. 两组手术各有优缺点，腹腔镜组住院时间短，开腹组费用低，对不同的患者可酌情选择手术方式。由于腹腔镜手术属于微创，如经济条件许可建议使用。

3. 根据本研究的结果推荐费用为开腹手术6500元，腹腔镜8500元。如果病例选择严格，尚可适当降低费用。

8 子宫肌瘤

子宫平滑肌瘤临床路径标准住院流程

适用对象：第一诊断为子宫平滑肌瘤 （ICD10：D25）

诊断依据：根据《临床诊疗指南-妇产科学分册》（中华医学会编著，人民卫生出版社2007年1月第1版）。

1. 病史：月经紊乱。
2. 体征：子宫增大、质硬。
3. 辅助检查：B超检查协助诊断。

选择治疗方案的依据：根据《临床诊疗指南-妇产科学分册》（中华医学会编著，人民卫生出版社2007年1月第1版）。

1. 子宫肌瘤诊断明确，有子宫切除的手术指征。
2. 无手术和麻醉禁忌证。
3. 术前化验齐全，化验结果正常。
4. 征得患者及家属的同意。

临床路径标准住院日为 10 天

进入路径标准：1. 第一诊断必须符合ICD10： D25 疾病编码。2. 当患者同时具有其他疾病诊断时，但在住院期间不需要特殊处理也不影响第一诊断的临床路径流程实施时，可以进入路径。

术前准备 3 天 所必须的检查项目：

1. 血常规 +血型	2. 尿常规	3. 生化C6	4. 血APTT+PT
5. 血HIV	6. 血HCV	7. 血RPR	8. 血乙肝五项
9. 心电图	10. 胸片	11. B超	12. TCT或CCT

选择用药：抗生素 二代头孢或其他 类，预防性用药时间为 3 天

手术日为入院第 4 天

麻醉方式： 腰 、硬 联合麻醉 手术内置物： 无

术中用药：止血药物和其他必需用药 输血：必要时 病理：石蜡切片、术中冰冻（必要时）

术后住院恢复 6 天

必须复查的检查项目：1. 血常规 2. 尿常规

术后用药：

抗生素 二代头孢或其他 类，用药时间 3~5 天

出院标准：（围绕一般情况、切口情况、第一诊断转归）

1.术后恢复良好，无术后并发症。

2. 体温正常，伤口拆线愈合良好。

3. 能独立完成生活起居活动。

有无变异及原因分析：

变异原因分析：

1. 因化验检查异常需要复查，导致术前住院时间延长。

2. 住院后突发意外情况需要进一步明确诊断，导致术前住院时间延长。

3. 术后出现发热及出血等并发症需要治疗和住院观察，导致住院时间延长。

子宫平滑肌瘤临床路径

适用对象：第一诊断为子宫平滑肌瘤 （ICD10：D25）拟行经腹子宫全/次全切除术

患者姓名： 性别： 年龄： 门诊号： 住院号：

住院日期：__年__月__日 出院日期：__年__月__日 标准住院日 10 天

日期	住院第一天			住院第二天			住院第三天 （手术准备日）		
诊疗工作	□ 询问病史、查体 □ 下达医嘱、开出各项检查单 □ 完成首次病程记录 □ 完成入院记录 □ 完成初步诊断 □ 开始术前准备，连续 3 天			□ 实施各项实验室检查和影像学检查 □ 上级医师查房 □ 继续术前准备			□ 三级医师会诊 □ 进行术前讨论 □ 向家属交待病情和有关手术事项 □ 签署“手术知情同意书” □ 签署“输血知情同意书” □ 完成术前准备 □ 下达手术医嘱，并提交手术通知单 □ 麻醉医生查看病人，签署“麻醉知情同意书” □ 完成术前小结		
医嘱	**长期医嘱：** □ 妇科常规护理 □ Ⅱ级护理 □ 普食 **临时医嘱：** □ 妇科检查内诊 □ 阴道清洁度 □ 静脉取血□ 血常规+血型 □ 尿常规 □ 便常规 □ 凝血四项□ 生化全套 □ 乙肝两对半□ 丙肝抗体 □ 艾滋病抗体□ 梅毒抗体			**长期医嘱：** □ 妇科常规护理 □ Ⅱ级护理 □ 普食 □ 阴道冲洗 □ 阴道上药 **临时医嘱：** □ 心电图检查 □ 彩色 B 超检查（盆腔，必要时上腹：肝胆胰脾肾） □ 胸部摄片			**术前医嘱：** □ 明上午在腰硬联合麻醉下行子宫全切除术 □ 明晨禁食禁水 □ 腹部备皮 □ 静脉取血 □ 交叉备血 □ 抗生素皮试 □ 生理盐水 10ml，皮试用 □ 肥皂水灌肠，800ml，19:00 □ 肥皂水灌肠，800ml，21:00 □ 软皂 50g，灌肠用 □ 留置尿管（明晨术前） □ 阴道擦洗（明晨术前） □ 碘伏 100ml，阴道擦洗用		
护理与健康教育	□ 按入院流程做入院介绍 □ 入院评估 □ 进行入院健康教育并发放宣教材料 □ 讲解阴道准备的目的及方法 □ 术前阴道冲洗、上药			□ 静脉取血 □ 指导患者到相关科室进行检查并讲明各种检查的目的			□ 介绍术前准备的内容、目的，麻醉的方式 □ 指导患者正确的排痰方法及床上排便法 □ 手术前备皮、沐浴、更衣 □ 手术前健康教育 □ 晚餐少量进食后禁食、水 □ 肥皂水灌肠两次 □ 提醒患者明晨禁食禁水 □ 保持夜间病房安静，患者口服镇静药入睡		
变异	□ 无 □ 有，原因：			□ 无 □ 有，原因：			□ 无 □ 有，原因：		
	白班	小夜班	大夜班	白班	小夜班	大夜班	白班	小夜班	大夜班
护士签名									
医师签名									

<table>
<tr><td>日期</td><td colspan="3">住院第四天
（手术日）</td><td colspan="3">住院第五天
（术后第一日）</td><td colspan="3">住院第六天
（术后第二日）</td></tr>
<tr><td>诊疗工作</td><td colspan="3">□ 完成手术治疗
□ 完成手术记录
□ 完成术后病程记录和上级医师查房记录
□ 向病人家属交待术后注意事项</td><td colspan="3">□ 各级医师查房
□ 复查血常规、尿常规
□ 抗生素治疗、预防感染</td><td colspan="3">□ 各级医师查房
□ 抗生素治疗、预防感染
□ 伤口更换敷料</td></tr>
<tr><td>医嘱</td><td colspan="3">长期医嘱：
□ 按子宫全切除术后护理
□ Ⅰ级护理 □ 禁食禁水
临时医嘱：
□ 留置尿管接无菌引流袋 24~48 小时
□ 记 24 小时出入量
□ 心电监护 6 小时（多功能监护仪）
□ 会阴擦洗
□ 碘伏 100ml，会阴擦洗用
□ 抗生素治疗
□ 氯化钠注射液/葡萄糖注射液补液 2500~3000ml iv gtt
□ 止血药物</td><td colspan="3">长期医嘱：
□ Ⅰ级护理
□ 流食
□ 会阴擦洗
□ 碘伏 100ml，会阴擦洗用
□ 抗生素治疗
□ 氯化钠注射液/葡萄糖注射液
临时医嘱：
□ 复查血常规
□ 静脉取血
□ 止血药物（必要时）
□ 拔除尿管</td><td colspan="3">长期医嘱：
□ Ⅰ级护理
□ 半流食
□ 抗生素治疗
□ 氯化钠注射液/葡萄糖注射液
□ 会阴擦洗
□ 碘伏 100ml
临时医嘱：
□ 拔除尿管（留置 48 小时者）
□ 伤口换药</td></tr>
<tr><td>护理与健康教育</td><td colspan="3">□ 嘱患者术晨禁食、水
□ 协助患者取下义齿、发卡、戒指、项链等贵重物品，交家属保管
□ 术毕回病房，交接病人，了解麻醉及术中情况
□ 按医嘱进行治疗
□ 随时观察患者情况
□ 术后 3~4 小时翻身
□ 手术后心理与生活护理
□ 晨晚间护理、夜间巡视</td><td colspan="3">□ 保持尿管通畅，观察尿色、尿量并记录
□ 会阴擦洗保持外阴清洁
□ 取半卧位并告知患者半卧位的好处
□ 指导并协助患者按时床上翻身及下肢的屈膝运动
□ 术后健康教育
□ 术后饮食指导
□ 协助患者生活护理
□ 晨晚间护理、夜间巡视</td><td colspan="3">□ 拔除尿管并协助患者顺利自解小便
□ 叩背及术后呼吸锻炼
□ 术后饮食指导
□ 了解患者术后心理状态并给予正确的指导
□ 给患者讲解各项治疗及护理措施
□ 晨晚间护理、夜间巡视
□ 向患者讲明下床活动的重要性
□ 协助患者下床活动、指导患者适度活动的技巧</td></tr>
<tr><td>变异</td><td colspan="3">□ 无 □ 有，原因：</td><td colspan="3">□ 无 □ 有，原因：</td><td colspan="3">□ 无 □ 有，原因：</td></tr>
<tr><td></td><td>白班</td><td>小夜班</td><td>大夜班</td><td>白班</td><td>小夜班</td><td>大夜班</td><td>白班</td><td>小夜班</td><td>大夜班</td></tr>
<tr><td>护士签名</td><td></td><td></td><td></td><td></td><td></td><td></td><td></td><td></td><td></td></tr>
<tr><td>医师签名</td><td colspan="3"></td><td colspan="3"></td><td colspan="3"></td></tr>
</table>

日期	住院第七天 （术后第三日）			住院第八天 （术后第四日）			住院第九天 （术后第五日）			住院第十天 （术后第六日）		
诊疗工作	□ 各级医师查房 □ 抗生素治疗、预防感染（必要时）			□ 各级医师查房 □ 抗生素治疗、预防感染（必要时）			□ 各级医师查房 □ 抗生素治疗、预防感染（必要时） □ 复查血常规（必要时）			□ 各级医师查房 □ 伤口拆线 □ 确定患者是否可以出院 □ 完成出院小结 □ 下达出院通知书 □ 向患者交待出院后注意事项 □ 预约复诊日期 □ 完成病案首页填写 □ 患者结账出院		
医嘱	**长期医嘱：** □ Ⅱ级护理 □ 普食（排便后） □ 抗生素治疗 □ 氯化钠注射液/葡萄糖注射液			**长期医嘱：** □ Ⅱ级护理 □ 普食 □ 抗生素治疗 □ 氯化钠注射液/葡萄糖注射液			**长期医嘱：** □ Ⅱ级护理 □ 普食 □ 抗生素治疗 □ 氯化钠注射液/葡萄糖注射液 **临时医嘱：** □ 复查血常规 □ 静脉取血			**长期医嘱：** □ Ⅲ级护理 □ 普食 □ 抗生素治疗（必要时） □ 氯化钠注射液/葡萄糖注射液（必要时） **临时医嘱：** □ 拆线 □ 中换药 □ 阴道检查（必要时） □ 肛查（必要时） □ 今日出院		
护理与健康教育	向患者讲明下床活动的重要性协助患者下床活动，指导患者适度活动的技巧 □ 观察患者阴道有无流血 □ 晨晚间护理、夜间巡视			□ 观察患者阴道有无流血 □ 指导患者逐步增加活动量 □ 了解患者健康教育知识掌握的情况 □ 晨晚间护理、夜间巡视			□ 观察患者阴道有无流血 □ 了解患者心理需求，给予必要的心理护理 □ 晨晚间护理、夜间巡视			□ 患者拆线后观察伤口情况 □ 做出院健康教育 □ 帮助患者办理出院手续、交费等事项 □ 帮助患者收拾用物，并送离病房		
变异	□ 无 □ 有，原因：			□ 无 □ 有，原因：			□ 无 □ 有，原因：			□ 无 □ 有，原因：		
	白班	小夜班	大夜班	白班	小夜班	大夜班	白班	小夜班	大夜班	白班	小夜班	大夜班
护士签名												
医师签名												

子宫平滑肌瘤 临床路径患者告知书

日期	入院第一天	入院第二天	入院第三天
医生的工作	您的主管医师会作自我介绍。然后，为了确保手术成功，他（她）会详细询问您的病情、病史并为您做身体检查。请将您以往的就诊记录和资料准备好，以便查询。如果您患有糖尿病、高血压、冠心病等疾病并在服药治疗，请务必告诉您的负责医师。我们会请相应的专科医师为您会诊并提供适当的专科治疗。	1. 您的主管医师进行查房，要记录病人住院后的情况和病人住院后作的化验检查结果。 2. 二级查房：将病情向上级医师汇报，请上级医师查房以决定手术方案。 3. 根据上级医师的意见，酌情开医嘱及行术前准备。	1. 三级医师查房及进行术前讨论。 2. 负责您手术的医师和主管医师会向您和您的家人或您的法定代理人介绍手术的时间、手术方案、可能发生的风险和注意事项。 3. 在征得你们的同意后，需要您和您的家人或您的法定代理人签署“手术知情同意书、委托书和输血知情同意书”。麻醉医师要和您签署麻醉知情同意书。 4. 开术前医嘱。 5. 完成术前小结。
护士的工作	1. 主管护士首先自我介绍并安排好您的床位。 2. 主管护士向您介绍主管医生、护士长、本科室的环境、设施和住院期间的注意事项。 3. 进行护理评估。 4. 为您监测四次体温。	1. 静脉取血。 2. 指导患者到相关科室进行检查并讲明各种检查的目的。 3. 给予子宫肌瘤相关的健康教育。	1. 介绍术前准备的内容、目的，麻醉的方式。术前术后健康教育及心理指导。 2. 指导患者正确的排痰方法及床上排便法。 3. 手术前备皮、沐浴、做皮试。 4. 晚餐少量进食，10点后禁食、水，晚灌肠。 5. 保持夜间病房安静，患者口服镇静药入睡。
患者及家属的工作	1. 填写住院知情同意书。 2. 填写自费协议书。 3. 购买医院定餐卡并订餐。 4. 配合医生护士完成入院检查。	1. 有些静脉取血须禁食。	1. 病人及家属术前签字。

日期	入院第四天（手术日） 术前	术后	入院第五天 （术后第一天）
医生的工作	1. 主管医生开术前预防性应用抗生素医嘱。 2. 医生查房。	1. 主管医师要送病人回病房。 2. 向家属交待术中情况及术后注意事项。 3. 开术后医嘱。 4. 术后查房：完成术后病程记录和上级医师查房记录。 5. 完成手术记录。	1. 主管医师查房。 2. 上级医师查房。 3. 开当日医嘱。 4. 完成查房记录。
护士的工作	1. 嘱患者术晨禁食、水。 2. 协助患者取下义齿、发卡、戒指、项链等贵重物品，交家属保管。 3. 术前静脉输注抗生素。 4. 手术前插尿管。 5. 填写手术交接单。	1. 术毕回病房，交接病人，了解麻醉及术中情况。 2. 按医嘱进行治疗。 3. 随时观察患者生命体征及伤口情况。 4. 术后 3~4 小时翻身。 5. 手术后心理与生活护理。 6. 晨晚间护理、夜间巡视。	1. 晨拔尿管后观察小便自解情况。 2. 按医嘱进行治疗。 3. 会阴擦洗保持外阴清洁。 4. 取半卧位并告知患者半卧位的好处。 5. 指导并协助患者按时床上翻身及下肢的屈膝运动。 6. 术后健康教育。 7. 术后饮食指导。 8. 协助患者生活护理。 9. 晨晚间护理、夜间巡视。
患者及家属的工作	1. 配合护士完成术前操作。	1. 有任何不适及时通知医生护士。	1. 病人尽早解小便。 2. 可在床上翻身活动。 3. 根据医嘱可进流食。

日期	入院第六天 （术后第二天）	入院第七天 （术后第三天）	入院第八天 （术后第四天）
医生的工作	1. 各级医师查房。 2. 伤口更换敷料。 3. 开医嘱：抗生素治疗，预防感染。	1. 各级医师查房。 2. 开医嘱：抗生素治疗，预防感染（必要时）	1. 各级医师查房。 2. 开医嘱：抗生素治疗，预防感染（必要时）。
护士的工作	1. 向患者讲明下床活动的重要性。 2. 协助患者下床活动，指导患者适度活动的技巧。 3. 叩背及术后呼吸锻炼。 4. 术后饮食指导。 5. 了解患者术后心理状态并给予正确的指导。 6. 给患者讲解并实施各项治疗及护理。 7. 晨晚间护理、夜间巡视。	1. 按医嘱进行治疗。 2. 观察患者排气排便情况。 3. 给予饮食指导。 4. 观察患者腹部伤口有无渗血、渗液、观察患者阴道有无流血。 5. 晨晚间护理、夜间巡视。	1. 按医嘱进行治疗。 2. 观察患者阴道有无流血。 3. 指导患者逐步增加活动量。 4. 了解患者健康教育知识掌握的情况。 5. 晨晚间护理、夜间巡视。
患者及家属的工作	1. 当日治疗结束后可以开始下床进行适量的活动。 2. 排气后可以进半流食。	1. 排便后可进正常饮食。但不可过量进食。	1. 可以适当增加活动量。

日期	入院第九天 （术后第五天）	入院第十天 （术后第六天）
医生的工作	1. 各级医师查房。 2. 开医嘱：抗生素治疗，预防感染（必要时）。	1. 各级医师查房。 2. 抗生素治疗，预防感染（必要时）。 3. 伤口拆线和盆腔检查。 4. 确定患者是否可以出院。 5. 完成出院小结及诊断证明书。 6. 下达出院通知书。 7. 向患者交待出院后注意事项。 8. 预约复诊日期。 9. 完成病案首页填写。 10. 患者结账出院。
护士的工作	1. 观察患者腹部伤口有无渗血、渗液、观察患者阴道有无流血。 2. 指导患者逐步增加活动量。 3. 了解患者健康教育知识掌握的情况。 4. 晨晚间护理、夜间巡视。	1. 患者拆线后观察伤口情况。 2. 做出院健康教育。 3. 协助患者办理出院手续。 4. 帮助患者收拾用物，并送离病房。
患者及家属的工作		1. 填写出院征求意见表。 2. 办理出院。

需指出患者个体差异和疾病转归存在不可预测性，上述计划仅适合于“常规情况”。如果需要，我们将根据病情随时调整计划并向您说明。希望您和您的家人依据上述计划监督我们的工作。

手术知情同意书

姓名： 性别： 年龄： 入院日期： 病历号：

术前诊断：子宫平滑肌瘤	手术名称：经腹子宫切除术（全子宫切除术或次全子宫切除术）

一、手术目的和原因

1. 明确诊断 2. 去除病灶 3. 缓解症状 4. 其他：

二、手术可能发生的情况和准备采取的对策

1. 脏器损伤：在手术的过程中，因分离粘连、解剖变异等原因导致术中不可避免的损伤膀胱、输尿管和肠管等脏器，引起受损脏器功能异常、衰竭。

2. 出血：术中损伤、结扎线脱落导致子宫动静脉、卵巢动静脉和盆底静脉丛大量出血，甚至需要输血，如输血可能会出现一些并发症，我们会详细告知。

3. 麻醉意外（详见麻醉签字记录单）。

4. 心脑血管意外：脑栓塞、脑水肿、脑出血，心律失常，急性心肌梗死，心力衰竭，心脏骤停等；

5. 术中临时改变术式（如估计病变不良可能扩大手术范围）。

6. 术后感染：如切口感染和切口愈合不良，盆腔感染，泌尿系感染，肺部感染，肺不张，肺功能不全等。

7. 阴道切口感染引起子宫切除术后晚期大出血，甚至需要二次手术。

8. 术后肠梗阻、肠粘连，并发血栓性疾病等。

9. 其他：

医师签名

年 月 日

如出现上述情况，医院方面会积极抢救治疗，但在情况严重时病人会有生命危险。病人本人及家属对院方所交待的上述手术风险是否理解、认识、并在思想及经济上能予以承担，请认真、慎重的考虑，如果同意手术请签字为凭。

患者及/或受委托人对患者病情、上述风险及并发症已充分了解，对上述并发症严重时可能会导致病人终生残废，甚至危及患者生命情况已充分认知；经患者本人及/或受委托人慎重考虑，自愿承担由此所带来的风险，保证医疗费用，并望医师尽职尽责完成好此次手术；授权医师可根据病人情况，更改手术方式，扩大或缩小手术范围。若在术时、术后发生意外情况，请医师给予必要处置。

患者（委托人）签名

家属（被委托人）签名 委托人与被委托人的关系

年 月 日

麻醉知情同意书

姓名： 性别： 年龄： 入院日期： 病历号：

<table>
<tr><td>术前诊断</td><td>子宫平滑肌瘤</td><td>手术名称</td><td>经腹子宫切除术</td></tr>
<tr><td colspan="4">为配合手术（检查）顺利进行，拟对患者______实施（全麻气管插管、椎管内麻醉、神经阻滞麻醉、局麻+基础、低温麻醉、控制性降压、其他：____________），在麻醉操作过程中，有可能出现下列情况：</td></tr>
<tr><td rowspan="2">麻醉过程中可能出现的医疗意外、并发症</td><td>医疗意外</td><td colspan="2">□ 1. 麻醉药物过敏，局部麻药毒性反应，恶性高热，甚至危及生命。
□ 2. 心血管意外：心律失常，急性心肌梗死，心力衰竭，心脏骤停等。
□ 3. 呼吸系统意外：反流误吸,气管、支气管及喉痉挛，血、气胸，肺栓塞、肺水肿、肺不张，呼吸衰竭。
□ 4. 牙齿脱落、咽喉损伤、声带水肿。
□ 5. 麻醉中输血输液可能导致致热源反应、过敏反应、血源性传染病（如肝炎）等。</td></tr>
<tr><td>并发症</td><td colspan="2">□ 1. 神经系统并发症：神经根脊髓损伤、硬膜外血肿、神经异感、截瘫、全脊髓麻醉，脑栓塞、脑水肿、脑出血，术后认知功能障碍。
□ 2. 麻醉后头痛、腰背痛、尿潴留。
□ 3. 有创操作的并发症：某些操作可导致血气胸、动脉血肿及感染等并发症。
□ 4. 有伴随疾患的病人和急诊手术时发生各种意外的可能性增加。
□ 5. 其他。</td></tr>
<tr><td colspan="4">我们将以高度的责任心，认真执行麻醉技术操作规程，全力做好麻醉工作。尽管麻醉过程中上述情况发生的几率很低，但目前的医疗技术手段做不到绝对避免。我们根据国家有关法律法规的规定，充分尊重患者或其家属的知情权，特此告知。患者或其亲属对此明知。如同意，请履行知情同意书签字手续。</td></tr>
<tr><td colspan="4">我已认真阅读了本知情同意书，对麻醉可能出现的风险和并发症有了全面了解，我同意接受麻醉。
患者________
家属（被委托人）________与患者关系________

麻醉医师________
年 月 日</td></tr>
</table>

子宫肌瘤临床路径 50 例总结

首都医科大学附属北京友谊医院妇产科 郝增平 崔 玫 王慧英

选择自 2005 年 12 月 1 日至 2006 年 5 月 30 日在北京友谊医院妇科因子宫肌瘤住院施行手术治疗的 50 例病人进入临床路径，年龄 39~62 岁，平均年龄 47.32 岁，手术方式均采取经腹子宫切除，其中全子宫切除 48 例，次全子宫切除 2 例，按单病种付费 24 例，占 48%;有伴随症者 15 例，占 30%；出现变异 24 例，占 48%，平均住院天数为 10.84 天，平均住院费用为 5581.23 元，与 2005 年 1 月至 2005 年 10 月在北京友谊医院妇科因子宫肌瘤住院施行手术治疗的 100 例病人进行对比，平均住院天数缩短 1.93 天，住院费用减少 1396.7 元。

一、出院标准

1. 术后体温正常，胃肠和膀胱功能恢复好。
2. 伤口拆线愈合良好，盆腔检查未及异常。

二、住院天数

临床路径组平均住院天数为 10.84 天，对照组为 12.77 天。

三、费用

临床路径组平均住院费用为 5581.23 元，对照组为 6977.93 元。

四、主要变异情况

1. 住院后突发意外情况需要进一步明确诊断。
2. 因化验检查异常需要复查。
3. 术后出现发热及出血等并发症需要治疗和住院观察。
4. 手术病人过多排不开导致术前住院日延长。

五、患者的满意度和依从性

由于住院天数和费用较多，比较减少，且治疗和护理规范，故患者的满意度和依从性较好。

六、此临床路径的适应范围

此临床路径适用于：术前化验检查完善且正常、无明显手术和麻醉禁忌证及依从性良好的患者。

七、入径标准

1. 术前化验和检查完善且正常。
2. 身体条件较好，无严重的伴随症。
3. 无麻醉和手术禁忌证。

八、出径标准

1. 因伴随症需要相关科事室会诊并需要治疗。
2. 因化验检查异常需要复查。
3. 因急诊入院在门诊未行任何术前常规检查。
4. 住院后突发意外情况需要进一步明确诊断。
5. 术前需行相关检查以明确诊断。

子宫平滑肌瘤临床路径小样本试验总结

解放军总医院第二附属医院　吕秋兰　许红民　商　斌

[摘要]

本研究在医疗质量实时控制的总体框架下，对妇科常见疾病子宫平滑肌瘤手术进行了临床路径研究，制定临床路径方案，并进行了小样本临床试验。认为临床路径在单病种管理中，对规范医疗行为、降低医疗成本、提高医疗护理质量具有良好的应用前景。

一、子宫平滑肌瘤临床路径方案的产生

由解放军总医院第二附属医院（原解放军309医院）承担“子宫平滑肌瘤临床路径”的研究课题。

工作包括：临床路径方案制定、医嘱项目的确立以及住院日期的评估，确立《子宫平滑肌瘤临床路径》方案，即以下内容：

1. 子宫平滑肌瘤标准住院流程；
2. 子宫平滑肌瘤医嘱路径（标准化医嘱单）；
3. 子宫平滑肌瘤临床路径方案制定依据；
4. 子宫肌瘤住院患者告知书；
5. 手术及麻醉知情同意书签字；
6. 子宫肌瘤手术知情同意书；
7. 麻醉知情同意书；
8. 出院小结。

通过基础信息的搜集、分析和选择制定的临床路径方案，邀请了五家医院（北京大学第三医院、空军总医院、海军总医院、304医院、海淀医院）妇科主任进行了评估研讨，专家提出了宝贵意见，我们对路径方案进行了进一步修改，确立了临床试验的路径方案。

二、小样本试验总结

根据课题组部署，自2005年11月1日至2006年4月30日组织进行了小样本临床试验，总结如下:

北京市首都发展基金课题

1　临床资料

1.1　对象

解放军总医院309临床部、304临床部共同完成61例临床试验，根据条件15例患者（糖尿病3例，贫血、HB≤79g/L 5例，慢性高血压1例，子宫内膜异位症1例，白细胞减少1例，其他4例），被排除在路径之外，46例参加总结。

友谊医院50例临床试验，4例排除路径（糖尿病1例，心瓣膜疾病1例，术前突发晕厥需鉴

别诊断1例，急诊入院1例），46例参加总结。

共92例完成小样本临床试验。

1.2 年龄分布（n=92例）

34~39岁：8例（8.7%）

40~49岁：66例（71.74%）

≥50岁：18例（19.57%）

1.3 术式及麻醉选择

腹式子宫全切手术65例、阴式手术27例，全部选用腰、硬联合麻醉。

1.4 住院日（天），见表1。

表1 子宫平滑肌瘤住院日统计

	腹式切除n=65	阴式切除n=27
总住院日（天）	732	341
人均住院日	11.12	12.63
术前总住院日（天）	246	163
人均术前住院日	3.78	6.04
术后总住院日（天）	458	151
人均术后住院日	7.05	5.59

1.5 住院费用，见表2。

表2 两种术式住院费用统计

手术术式	腹 式	阴 式
总住院费用（元）	412700.5	216175.
人均费用（元）	6349.24	8006.48

2 变异因素分析

本《子宫平滑肌瘤标准住院流程》中住院日设计为10天。即：入院第四天为手术日，术前准备3天，术后恢复6天，术后第7天出院。变异因素主要表现在住院日延长。住院日资料统计，见表3。

表3 两种术式手术前后住院日统计

	腹式切除n=65		阴式切除n=27	
术前住院日	≤3天	>3天	≤3天	>3天
例 数	38	27	6	21
百分比	58.46%	41.54%	22.22%	77.78%
术后住院日	≤6天	>6天	≤6天	>6天
例 数	45	20	19	8
百分比	69.23%	30.77%	70.37%	29.63%

友谊医院均采用经腹术式，46例患者：人均住院日10.20天，术前人均住院日3.26天，术后人均住院日6.93天。解放军309、304医院阴式手术组77.78%术前住院日超过3天，术后70.37%在6天内出院（微创手术缩短术后住院日）。

根据以上统计，术前住院日延长共48例，占52.17%，术后住院日延长共28例，占30.43%。术前住院日延长原因分析：

（1）术前因月经未净或行诊断性刮宫术（等病理）15例，占31.25%；

（2）因双休日影响或住院等候手术台26例，占54.17%；

（3）检查治疗合并症7例，占14.58%。

术后住院日延长主要原因为：术后纠正贫血，体温异常，延长腹部切口拆线时间等。

3　总　结

3.1　入选病例条件

（1）第一诊断子宫平滑肌瘤，需要手术者；

（2）内外科合并症经过相关科室治疗后，入院即可手术者；

（3）贫血患者经门诊治疗血色素≥80g/L者；

（4）以下合并症被排除在子宫平滑肌瘤临床路径管理范畴之外：

贫血HgB≤79g/L；药物依赖型糖尿病；心脏瓣膜病、冠心病、有心肌梗死史；慢性肾病合并肾功能不全；其他较严重疾病需术前治疗者。

3.2　出院条件

（1）伤口拆线，无术后并发症；体温正常；伤口无感染现象；自解大便、小便无困难；

（2）能独立完成生活起居活动。

3.3　标准化住院流程可行性

经92例子宫平滑肌瘤患者按临床路径实施住院流程管理，证实标准化住院流程在临床具有可行性，适用于经腹、经阴道子宫切除两种术式。

住院日以10±2天为宜。92例样本试验显示50%的病例能在入院第4天手术，70%病例术后6天出院。住院日8~12天者占66.30%。

尽可能减少住院等候手术时间；检查治疗合并症可以在门诊完成；诊断性刮宫术尽可能在门诊进行，可大大减少术前住院日。

3.4　住院费用

本组住院费用最低4341.6元（腹式）和4692.0元（阴式）；最高收费11670元（腹式）和11260.21元（阴式）。人均收费阴式手术高于腹式（8006.48；6349.24）。住院费用在不同医院也有较明显差异，如友谊医院平均住院费用为5418.45元，与所有术前各项检查及诊断性刮宫均在门诊（住院前）完成有关。住院费用仍然存在下降的空间，经腹子宫全切手术费用6000~6500元较为合理。

9 急性心肌梗死

急性ST段抬高心肌梗死临床路径标准住院流程

适用对象： 第一诊断为急性 ST 段抬高心肌梗死（ICD10：I21）

诊断依据： 根据《临床技术操作规范–心血管病学分册》（中华医学会编著，人民军医出版社 2007 年 1 月第 1 版）

1. 持续胸痛不缓解。

2. 相邻两个或两个以上导联心电图 ST 段抬高>0. 1mv。

3. 心肌血清生化标记物（肌酸激酶 ck. ck 同工酶 MB，心脏特异的肌钙蛋白和肌红蛋白）升高。

选择治疗方案的依据： 根据《临床技术操作规范–心血管病学分册》（中华医学会编著，人民军医出版社 2007 年 1 月第 1 版）

1. 直接 PCI。2. 静脉溶栓治疗。3. 一般治疗。4. 征得患者及家属的同意。

临床路径标准住院日为 7~10 天

进入路径标准： 1. 第一诊断必须符合 ICD10 急性 ST 段抬高心肌梗死 疾病编码。2. 排除同时存在合并症、并发症者。3. 当患者同时具有其他疾病诊断时，但在住院期间不需要特殊处理也不影响第一诊断的临床路径流程实施时，可以进入路径。

术前准备： 0 天 所必须的检查项目：

1. ECG。2. 心电监护。3. 血常规+血型。4. 凝血五项。5. 心肌血清生化标记物。6. 肝、肾功能、离子、血糖。7. D–Dimer。8. 感染筛查血样采集（甲、乙、丙型肝炎、HIV、梅毒）。

根据患者具体情况可查

1. 血脂、BNP、UCG。2. 尿、便常规+OB、酮体。3. 血气分析。4. X–ray（胸片）。5. 心功能及心肌缺血评估。

选择用药： 抗血小板药物、抗凝药物（TPⅡb Ⅲa 受体拮抗剂）

手术时间 为 AMI 起病 24 小时内

麻醉方式： 局部麻醉 手术内置物：冠状动脉内支架

术中用药： 抗血栓药、血管活性药、抗心律失常药

住院术后第 1 天需检查项目： 1. 血生化全项。2. 心脏超声心动图。3. 胸片。4. 心肌血清生化标记物。5.血气分析。6. BNP。7.血、尿、便常规。8. BPC 聚集率。9. 凝血功能。10. CRP。11. D–Dimer。12. 凝血功能。

术后住院恢复 7~10 天

出院标准： （围绕一般情况、切口情况、第一诊断转归）

1. 生命体征平稳。2. 血动力学稳定。3. 心电稳定。

有无变异及原因分析：

1. 冠脉造影后转外科行急诊冠脉搭桥。

2. 等待二次 PCI。
3. 病情重不能出 CCU。
4. 等待择期 CABG。
5. 患者拒绝出院。

急性ST段抬高心肌梗死临床路径(急诊科)

适用对象：主诉“胸痛”，急性心肌梗死或疑似急性心肌梗塞的病人

患者姓名：　　　　性别：　年龄：　门诊号：　住院号：

住院日期：____年__月__日　出院日期：____年__月__日　标准住院日 7~10 天

	到达急诊科 （0~10 分钟）	到达急诊科 （0~30 分钟）	到达急诊科 （0~60 分钟）
日期	____年__月__日__时__分	____年__月__日__时__分	____年__月__日__时__分
诊疗工作	□ 完成询问缺血性胸痛史与体格检查（参见急性心肌梗死诊断与常规治疗须知） □ 描记“18 导联”心电图（常规 12 导联加 V7–V9、V3R–V5R） □ 评价初始 18 导联心电图 □ 明确诊断为急性心肌梗死 □ 开始“常规治疗” 注意：急性心肌梗死“常规治疗”应与其诊断同时进行	□ 请心血管内科医师急会诊 □ 向患者及其家属交待病情 □ 开始“溶栓治疗”者，同时与 CCU 联系，尽快将病人转入 CCU 继续治疗 □ PCI 治疗术前准备	对准备进行“直接 PCI”治疗的病人： □ 开始 PCI 治疗 □ 与 CCU 联系，手术后将病人转入 CCU 继续治疗
医嘱	**医嘱：** □ 描记“18 导联”心电图 □ 急性心肌梗死“常规治疗” □ 建立静脉通道 □ 吸氧 □ 重症监护（持续心电、血压和血氧饱和度监测等）	**医嘱：** □ 急性心肌梗死护理常规 □ 血清心肌标志物测定 □ 血常规+血型+血脂+血糖+血沉+电解质+ 肝肾功能 □ 尿常规+镜检 □ 凝血功能、感染筛查 □ D–Dimer　□ CRP □ 特级护理 □ 重症监护 □ 吸氧 □ 急性心肌梗死“常规治疗” □ “溶栓”治疗医嘱	**医嘱：** □ 急性心肌梗死护理常规 □ 特级护理 □ 记 24 小时出入量 □ 重症监护（持续心电、血压和血氧饱和度监测等） □ 吸氧 □ 急性心肌梗死“常规治疗” □ PCI 术前准备和用药
护理与健康教育	□ 协助患者完成急诊挂号、交费和办理“入院手续”等工作 □ 静脉取血,穿刺以备随时取血化验 □ 将血液样本送相关科室检查	□ 急性心肌梗死护理常规 □ 特级护理 □ 随时观察患者情况	□ 特级护理 □ 备皮 □ 术前准备 □ 执行医嘱
变异	□ 无 □ 有，具体原因：	□ 无 □ 有，具体原因：	□ 无 □ 有，具体原因：
医师	签名	签名	签名
护士	签名	签名	签名

急性ST段抬高心肌梗死临床路径(CCU)

适用对象：急性心肌梗死患者　ICD-10：I21.

患者姓名：　　　　　　性别：　年龄：　　门诊号：　　　住院号：

住院日期：_____年__月__日　出院日期：_____年__月__日　标准住院日　7~10　天

<table>
<tr><td></td><td colspan="3">住院第一天
（进入 CCU0–24 小时）</td><td colspan="3">住院第二天至住院第三天
（进入 CCU24–72 小时）</td></tr>
<tr><td>日期</td><td colspan="3">____年__月__日__时__分</td><td colspan="3">____年__月__日__时__分</td></tr>
<tr><td>诊疗工作</td><td colspan="3">□ 上级医师查房与诊疗评估
□ 完成“首次病程记录”
□ 完成“大病历”
□ 完成上级医师查房记录
□ 急性心肌梗死诊疗常规
□ “直接 PCI”患者手术记录及术后治疗
□ 预防手术并发症，预防与中心导管、呼吸机、导尿管相关的感染</td><td colspan="3">□ 上级医师查房与诊疗评估，评估危险性分层，评价心功能，确定病情危重程度，护理程度评估
□ 完成上级医师查房记录
□ 急性心肌梗死“常规治疗”
□ “直接 PCI”患者术后治疗
□ 预防手术并发症，预防与中心导管、呼吸机、导尿管相关的感染
□ 确定患者是否可以转出 CCU</td></tr>
<tr><td>医嘱</td><td colspan="3">医嘱：
□ 下病危通知书
□ 急性心肌梗死护理常规
□ 特级护理　□ 吸氧
□ 记 24 小时出入量
□ 胸片或超声心动图
□ 流食或半流食
□ 动态监测心肌酶学标志物及 ECG
□ 重症监护
□ 急性心肌梗死“常规治疗”
□ “直接 PCI”手术后常规治疗
□ 溶栓后常规治疗</td><td colspan="3">医嘱：
□ 急性心肌梗死护理常规
□ 特级护理或Ⅰ级护理
□ 间断吸氧
□ 记 24 小时出入量
□ 半流食
□ 重症监护（持续心电、血压和血氧饱和度监测等）
□ 急性心肌梗死“常规治疗”
□ “直接 PCI”手术后常规治疗
□ 溶栓治疗后常规治疗</td></tr>
<tr><td>护理与健康教育</td><td colspan="3">□ 随时观察患者情况
□ 疾病恢复期心理与生活护理
□ 指导并监督患者恢复期康复</td><td colspan="3">□ 随时观察患者情况
□ 疾病恢复期心理与生活护理
□ 指导并监督患者恢复期活动
□ 指导床上和床旁活动
□ 注意通便</td></tr>
<tr><td>变异</td><td colspan="3">□ 无　□ 有，具体原因：</td><td colspan="3">□ 无　□ 有，具体原因：</td></tr>
<tr><td rowspan="2">护士签名</td><td>白班</td><td>小夜班</td><td>大夜班</td><td>白班</td><td>小夜班</td><td>大夜班</td></tr>
<tr><td></td><td></td><td></td><td></td><td></td><td></td></tr>
<tr><td>医师</td><td colspan="3">签名</td><td colspan="3">签名</td></tr>
</table>

急性ST段抬高心肌梗死临床路径(普通病房)

适用对象：：急性心肌梗死患者 ICD-10：I21.

患者姓名： 性别： 年龄： 门诊号： 住院号：

住院日期：____年__月__日 出院日期：____年__月__日 标准住院日 7~10 天

	住院第四天 （转入普通病房第一天）	住院第五天至第九天 （普通病房第二至六天）	住院第十天 （出院日）
日期	____年__月__日__时__分	____年__月__日__时__分	____年__月__日__时__分
诊疗工作	□ 上级医师查房与诊疗评估 □ 完成“转科志” □ 完成上级医师查房记录 □ “直接 PCI”患者术后治疗 □ 预防手术并发症，预防与中心导管、呼吸机、导尿管相关的感染	□ 上级医师查房与诊疗评估 □ 确定患者是否可以出院 □ 完成上级医师查房记录 □ “直接 PCI”患者术后治疗 □ 预防手术并发症，预防与中心导管、呼吸机、导尿管相关的感染	□ 上级医师查房决定是否可以出院： □ 做好出院准备 □ 向患者交待出院后注意事项，预约复诊日期 □ 将“出院记录”的副本交给患者 如果患者不能出院，请在“病程记录”中说明原因和继续治疗的方案。
医嘱	**医嘱：** □ 急性心肌梗死护理常规 □ I级护理 □ 低脂低盐饮食 □ 急性心肌梗死“常规治疗” □ “直接 PCI”手术后治疗 □ 溶栓治疗后常规治疗	**医嘱：** □ 急性心肌梗死护理常规 □ I–Ⅲ级护理 □ 低脂低盐饮食 □ 急性心肌梗死“常规治疗” □ “直接 PCI”手术后治疗 □ 溶栓治疗后常规治疗 □ 心功能及心肌缺血评估	
护理与健康教育	□ 随时观察患者情况 □ 疾病恢复期心理与生活护理 □ 指导并监督患者恢复期康复 □ Ⅱ级预防健康教育	□ 随时观察患者情况 □ 疾病恢复期心理与生活护理 □ 指导并监督患者恢复期活动 □ 出院准备指导	□ 帮助病人办理出院手续、交费等事项 □ 出院指导
变异	□ 无 □ 有，具体原因：	□ 无 □ 有，具体原因：	□ 无 □ 有，具体原因：
护士签名	白班 小夜班 大夜班	白班 小夜班 大夜班	白班 小夜班 大夜班
医师	签名	签名	签名

急性ST段抬高心肌梗死 临床路径患者告知书

日期	到达急诊科 (0~60 分钟)	入院第 1 天	入院第 2~3 天
医生的工作	□ 询问缺血性胸痛史与体格检查 □ 进行病史采集和体格检查 □ 描记“18 导联”心电图 □ 评价初始 18 导联心电图后开始急性心肌梗死“常规治疗” □ 交待病情 □ PCI 治疗术前准备 □ 开始 PCI 治疗	□ 上级医师查房与诊疗评估 □ 完成“首次病程记录” □ 完成“大病历” □ 完成上级医师查房记录 □ 急性心肌梗死诊疗常规 □ “直接 PCI”患者手术记录及术后治疗 □ 预防手术并发症，预防与中心导管、呼吸机、导尿管相关的感染	□ 上级医师查房与诊疗评估，评估危险性分层，评价心功能，确定病情危重程度，护理评估 □ 完成上级医师查房记录 □ 急性心肌梗死“常规治疗” □ “直接 PCI” 患者术后治疗 □ 预防手术并发症，预防与中心导管、呼吸机、导尿管相关的感染 □ 确定患者是否可以转出 CCU
护士的工作	□ 协助患者完成急诊挂号、交费和办理“入院手续”等工作 □ 静脉取血,穿刺以备随时取血化验 □ 急性心肌梗死护理常规 □ 观察脉搏、血压和呼吸，进行巡视 □ 随时观察患者情况	□ 随时观察患者情况 □ 疾病恢复期心理与生活护理 □ 指导并监督患者恢复期康复	□ 随时观察患者情况 □ 疾病恢复期心理与生活护理 □ 指导并监督患者恢复期活动 □ 指导床上和床旁活动 □ 注意通便
患者及家属的工作	□ 配合医生的询问和检查，如实告之医生您过去的疾病和药物过敏情况 □ 家属及患者配合医护工作，并签署各项知情同意书 □ 禁止在病房内吸烟 □ 家属在手术室门口耐心等候	□ 配合医生工作 □ 出现问题及时与医护人员反映 □ 禁止在病房内吸烟	□ 配合医生工作 □ 出现问题及时与医护人员反映

日期	入院第 4 天	入院第 5~9 天	入院第 10 天 （出院日）
医生的工作	□ 上级医师查房与诊疗评估 □ 完成上级医师查房记录 □ “直接 PCI” 患者术后治疗 □ 预防手术并发症，预防与中心导管、呼吸机、导尿管相关的感染	□ 上级医师查房与诊疗评估 □ 确定患者是否可以出院 □ 完成上级医师查房记录 □ “直接 PCI” 患者术后治疗 □ 预防手术并发症，预防与中心导管、呼吸机、导尿管相关的感染	□ 做好出院准备 □ 交待出院后注意事项，预约复诊日期 □ 将 “出院记录” 的副本交给患者
护士的工作	□ 随时观察患者情况 □ 疾病恢复期心理与生活护理 □ 指导并监督患者恢复期康复 □ Ⅱ级预防健康教育	□ 随时观察患者情况 □ 疾病恢复期心理与生活护理 □ 指导并监督患者恢复期活动 □ 出院准备指导	□ 帮助病人办理出院手续、交费等事项 □ 出院指导
患者及家属的工作	□ 配合医生工作 □ 出现问题及时与医护人员反映 □ 禁止在病房内吸烟	□ 配合医护人员工作 □ 患者恢复期活动	□ 办理出院手续 □ 离院

需指出患者个体差异和疾病转归存在不可预测性，上述计划仅适合于“常规情况”。如果需要，我们将根据病情随时调整计划并向您说明。希望您和您的家人依据上述计划监督我们的工作。

经皮冠脉介入治疗术前病员家属或组织告知记录（一）

姓名　　　　性别　　年龄　　科别　　　　病房/床号　　　　病案号

术前主要诊断:

拟执行手术名称:

选择手术入路: □ 股动脉　□ 桡动脉　□ 其他

是否使用血管缝合器: □ 是　　　□ 否

患者手术中和手术后可能出现下列并发症、危险性和意外情况，发生率平均 8. 3% (6. 33%~20%)，但有时不可避免。

1. 麻醉剂及相关并发症（发生率 0.07%）：麻醉剂过敏，严重可导致过敏性休克、危及生命。

2. 血管相关并发症 (发生率 2.98%~14%)：局部穿刺部位出血、血肿、感染、假性动脉瘤或动静脉瘘形成等（发生率约 0.43%~5%），特殊情况下如使用抗凝药物、大尺寸鞘管、主动脉球囊反搏等情况时可达 10%以上）；血管内血栓形成或脱落，并导致重要脏器栓塞（如肺栓塞、肾栓塞、脑栓塞等）；经桡动脉或肱动脉入路手术时可能出现动脉痉挛（发生率约 11%）、血管穿孔或闭塞；可能因血管严重狭窄、扭曲或闭塞等原因无法完成手术操作（发生率 4%~9%），必要时需改为穿刺股动脉等血管；出血、血肿 (发生率约 1%~3%) 可能导致腕管综合征；术后桡动脉瘤形成或桡动脉闭塞 (发生率 1%~3%)。

3. 造影剂相关并发症（发生率约 0.32%）：造影剂过敏，甚至过敏性休克（发生率约 0.07%），造影剂肾病 (发生率 16.5%)、肾功能不全需血液透析，严重者可危及生命 (发生率约 0. 25%)。

4. 神经相关并发症：穿刺时损伤肘正中神经、股神经等神经，可能导致同侧肢体麻木、萎缩、运动障碍。

5. 冠状动脉并发症：各种原因引起的冠脉痉挛（发生率约 1.32%）、夹层、撕裂（发生率约 2.58%）、无复流及慢血流现象（发生率 1%~5%）或急性冠脉血栓形成 (发生率约 0. 38%)、闭塞（发生率约 1.99%），导致严重心肌缺血、心肌梗死 (发生率约 0.17%) 或出现冠脉穿孔导致心包填塞（发生率约 1%），可能需心包穿刺引流，必要时外科手术切开处理 (发生率约 0.05%)，甚至死亡 (发生率约 0.03%~0.04%)。

6. 术中/术后心、脑、血管意外事件发生率：术中可能出现急性肺水肿，心衰（发生率约 0.10%）；心肌梗死（发生率 1%~2%）：包括急性 Q 波心梗和急性非 Q 波心梗；脑血管事件 (包括 TIA 和脑卒中)（发生率约 0.3%~0.68%）；下肢静脉血栓形成并血栓脱落导致急性肺栓塞；室速、室颤或严重的传导阻滞、心脏骤停等恶性心律失常（发生率约 0. 63%）；直接 PCI 时心脏破裂（发生率约 0. 96%）；术后由于抗栓药物诱发的出血（发生率约 17%），严重者 (如脑出血、消化道出血等，发生率 3%~5%）可致残或致死；因患者个体化差异对抗栓药物不敏感可导致冠脉内血栓形成（发生率 0.4%~2.8 %），可能造成心梗或猝死。死亡：各种原因引起的死亡（发生率0.11%），手术相关死亡（发生率约0.07%）。

7. 手术器械相关并发症：导引导丝和导管在推送过程中损伤血管内膜出现夹层、血栓、血管闭塞甚至穿孔，腹膜后出血、血肿，可能危及生命，严重时需输血并接受外科手术，甚至导致出血性休克，死亡（发生率0.57%~0.74%）。导管、球囊、导丝可能出现打折、打结、折断导致损坏或支架脱载（发生率0.32%），严重时需要外科手术处理。

8. 血管缝合器相关并发症（发生率约6.2%~9.3%）：缝合部位出血、血肿、感染、假性动脉瘤、动静脉瘘形成，缝合器打折、折断、缝合失败，严重者可能需外科手术（发生率2. 5%）。

9. 各种原因导致导丝、球囊或支架无法推送到位以致手术失败，必要时需急诊冠脉搭桥手术（发生率约1%~2%）。

10. 冠脉成形术后由于冠脉内损伤过度修复造成再狭窄，单纯球囊扩张40%~50%，金属裸支架再狭窄发生率10%~40%，药物支架发生率7%~12%。

11. 在手术过程中发生不可预见的情况下，患方授权医生可以采取必要的附加操作或变更手术方案等紧急处置措施。

12. 由于个体差异等原因引起的难以预料的并发症。

13. 本例患者特殊情况（如血栓抽吸装置、主动脉气囊反搏装置等特殊器械的使用以及其他特殊情况）：

负责谈话医师：　　　　　　　　时间：

患者本人或受委托人意见：

签名：　　　　　　关系：　　　　　　时间：

经皮冠脉介入治疗术前病员家属或组织告知记录（二）

姓名　　　性别　　年龄　　科别　　　病房/床号　　　病案号

一、冠脉示意图：

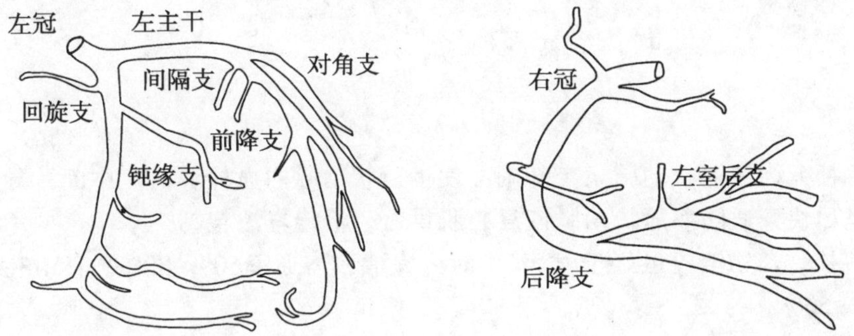

注：没办法标注，可在“冠脉病变描述”中叙述。

二、冠脉病变描述：

____

____

三、本例情况

1. 选择治疗方案（请在下列选项前“√”，表示选择）

□ PTCA 及支架术　□ 搭桥手术　□ 药物治疗

2. 普通支架再狭窄发生率约 10%~40%，药物涂层支架再狭窄发生率约 7%~12%（请在下列选项前“√”,表示选择）

□ 国产普通支架　　□ 国产药物涂层支架

□ 进口普通支架　　□ 进口药物涂层支架

3. 可能使用支架数量__________个，费用约________万元。

术者有权根据患者术中情况选择支架种类及增减支架使用数量，但尽量以患者及家属意见为主要参考。

四、本例特殊情况：

____

____

五、患者或家属意见：

签名：　　　　　　关系：　　　　　　_____年_____月_____日

六、负责谈话医师签字：

_____年_____月_____日

急诊经皮冠脉介入术治疗手术知情同意书

姓名： 性别： 年龄： 岁

病案号 联系电话

患者目前诊断为：

1.

2.

3.

急性心肌梗死为在冠状动脉病变基础上发生冠状动脉内血栓，血流中断，导致心肌坏死。其最佳治疗是尽快开通闭塞冠状动脉恢复心肌供血。治疗方法包括；

1. 药物溶栓。药物溶栓最好于发病6小时内完成，溶通率60%~80%；TIMI3级血流（正常血流）仅30%~50%。

2. 急诊冠脉介入（PCI）。PCI是开通冠脉血流非常有效的方法。PCI后达到TIMI3级血流概率是70%~90%，冠状动脉球囊成形术后有15%的再闭塞率。支架植入后再闭塞率是5%。发病12小时以内均可施行。

急诊冠状动脉造影是明确冠脉病变的最佳方法，经冠脉造影证实如果患有严重三支病变或左主干病变或者解剖学改变不适合PCI手术者，可能需急诊冠状动脉搭桥术。

ST段抬高心肌梗死（STEMI）急诊介入手术死亡率5%~7%，高于择期介入治疗；伴有右室梗死和血流动力学异常的下壁STEMI死亡率为25%~30%；合并心源性休克的手术死亡率高达30%~50%（一般药物治疗死亡率是80%~90%）。

心律失常所致猝死、心脏破裂、心力衰竭、心源性休克等为急性心肌梗死常见并发症，与急诊PCI手术无关。

本病例的重要情况和特殊问题：

1.

2.

3.

该患者拟行下列手术：

1. 急诊冠状动脉造影；

2. 急诊经皮腔内冠状动脉成形及支架植入术；

3. 临时起搏器术（必要时）；

4. 主动脉球囊反博（必要时）；

5. 血栓抽吸装置（必要时）；

6. 使用血管闭合器。

急诊PCI为有创性操作，术中和术后可能发生的意外情况、并发症及危险性如下：

1. 造影剂及麻醉剂过敏，严重者可致过敏性休克危及生命；

2. 穿刺部位（双侧腹股沟区）出血、血肿、感染；血管内血栓形成或栓塞，血栓脱落可致肺栓塞，严重者危及生命；穿刺动脉形成假性动脉瘤或动静脉瘘、腹膜后血肿，致卧床时间延长，严重者须外科手术治疗；术中损伤股神经等神经组织；

3. 导引导丝、导管在推送过程中损伤血管内膜出现夹层、血栓甚至血管穿孔，导管、导丝出现打折、打结、折断等必要时需外科手术处理；

4. 夹层导致心绞痛或心肌梗死，严重者危及生命；

5. 导管刺激诱发恶性心律失常（室速、室颤等），需紧急抢救；严重者危及生命。

6. 导管刺激冠状动脉，引起冠状动脉痉挛，导引钢丝、球囊扩张及支架植入扩张时可致冠状动脉夹层、破裂、穿孔，导致心肌梗死或造成急性心包填塞；

7. 支架在推送过程中发生脱落，严重者危及生命；

8. 经皮冠状动脉介入治疗（PTCA）及支架植入后发生支架内血栓形成，导致急性心肌梗死，严重者危及生命；术后支架内再狭窄须再次手术；

9. 应用抗凝、抗血小板制剂及冠状动脉内溶栓药物使全身出血风险增加，可发生脑出血、消化道出血及穿刺部位血肿等，严重者危及生命；

10. 急诊PCI手术中可能出现无复流（血管无解剖性狭窄，但无血流通过），发生率约10%~15%；

11. 应用造影剂可导致造影剂肾病而需透析治疗；

12. 血管闭合器应用失败；

13. 其他难以预料的意外情况，如造影机器故障等；

14. 手术不成功；支架不能通过，但所需费用须患者自行承担；

15. 在手术中发生不可预见的情况下，患方授权医生可以采取必要的附加操作或变更手术方案等紧急处置措施。

负责谈话医师　　　　　　　　　　　年　月　日

主治医师签字　　　　　　　　　　　年　月　日

以下各项为患者和家属或组织签署：

1. 患者、家属或组织代表签署意见：

2. 患者及家属对手术的特殊要求：

①金属裸支架 □

②药物涂层支架　　　国产支架 □　　　　进口支架 □

注意：根据患者冠造后病变血管的具体情况，术中医生将根据患者的病情需要调整支架类型及数量

3. 患者家属或组织代表签字　　　　　关系：　　　　时间：

备注：

1. 欣维宁　　　　　　自费

2. rt-PA（艾通立）　　3000~7000元左右

3. 远端保护装置　　　自费

4. 血栓抽吸装置　　　自费

5. 国产药物支架　　　部分自费

6. 进口药物支架　　部分自费
7. 进口金属支架　　部分自费
8. 髂动脉造影　　自费
9. 血管闭合器　　自费
10. 主动脉内气囊反搏泵　　部分自费

首都医科大学附属北京安贞医院患者及家属对麻醉、治疗知情同意书

姓名：	性别：	年龄：	体重：	身高：	
病房：	住院号：	ASA	心功能：	血型：	
□ 择期	□ 急诊	□ 自费	□ 公费	□ 医保	□ 大病统筹

手术前诊断：

拟行手术名称：

本例的重要问题或特殊情况：

拟行麻醉及治疗	□ 全身麻醉	□ 基础麻醉	□ 椎管内麻醉
	□ 神经阻滞麻醉	□ 局麻强化麻醉	□ 术后疼痛治疗
	□ 动脉、中心静脉穿刺置管		

麻醉及治疗可能发生的意外、并发症：

□ 药物过敏、中毒和特异性反应，导致患者恶性高热、休克、呼吸心跳停止等；术后恶心、呕吐；

□ 全身麻醉可导致牙齿损伤、口腔软组织损伤、反流误吸、窒息、声带损伤、喉水肿、术后声音嘶哑、心脏骤停等；

□ 椎管内麻醉可导致头痛、肢体神经异感、神经损伤、硬膜外水肿、蛛网膜下腔出血、感染、截瘫、全脊髓麻醉、呼吸心跳停止；术后穿刺处疼痛；导管折断等；

□ 神经阻滞麻醉可导致气胸、膈神经麻痹、霍纳综合征、神经损伤、血肿、呼吸心跳停止等；

□ 中心静脉和动脉穿刺置管可导致血胸、气胸、神经损伤、局部血肿、动静脉瘘、感染，导管折断进入动脉、静脉、心脏等；

□ 术后根据患者病情需要，或由于解剖个体差异等特殊情况下需要改变麻醉方式；

□ 伴随多种疾病及重要脏器功能损伤者、老年和婴幼儿、饱胃者、急诊和急救患者在麻醉中发生意外和并发症的可能性较大。

以上情况均可能导致患者器官功能障碍或衰竭，甚至死亡，请家属慎重考虑后签字！

如发生上述情况，医护人员会及时采取相应措施。

麻醉医师签字：

年　月　日

患者或委托人签署意见：

患者签字：　　委托人签字：　　与患者关系：

联系电话：　　签字日期：　年　月　日

急性心肌梗死临床路径小样本总结

首都医科大学附属北京安贞医院　抢救中心　陈　方　朱小玲　颜红兵

选择 2006 年 1 月 9 日至 2006 年 4 月 4 日就诊于北京安贞医院抢救中心的急性 ST 段抬高心肌梗死（STEMI）的患者 50 例，进行急性心肌梗死标准诊疗流程观察。

在到达抢救中心 10 分钟内 50 例（100%）患者均可完成询问缺血性胸痛病史与体格检查，描记 18 导联心电图，并做出明确诊断，完成静脉取血并将血标本送达相关检验科室。

50 例 STEMI 患者在我院进行溶栓 7 人，占来院 STEMI 患者的 14%，5 人在来院 30 分钟内实施溶栓，2 例开始实施溶栓时间>30 分钟，时间延误为家属商量时间过长所致。直接 PCI 37 例，31 例（84%）患者到达导管室时间<60 分钟，7 例（23%）患者到达导管室行 PCI 时间>60 分钟，其时间延误也均为家属商量时间过长所致。2 例 STEMI 患者因来院发病时间>12 小时行择期 PCI。1 例家属拒绝溶栓及直接 PCI 而保守治疗。另有 1 例来院后考虑血栓自溶而行择期 PCI。直接 PCI 死亡 2 例，死亡 4%，死亡 2 例患者均合并心源性休克。

50 例患者中住 CCU 47 人（94%），住普通病房 3 人（因 CCU 无床，患者病情相对稳定住普通病房进行心电、血压、血氧饱和度监测）；2 例冠脉造影后转外科行急诊冠脉搭桥(CABG)；CCU 住院>4 天有 20 人（40%），主要原因：1、等待二次 PCI 7 人， 2、病情重不能出 CCU 10 人，3、等待择期 CABG 2 人，4、患者拒绝出院 1 人。住院时间>7 天共 14 人(28%)，其中病情重 9 人，待择期 PCI 5 人。

2004 年 9 月 1 日至 2007 年 6 月 30 日北京安贞医院抢救中心对急性 ST 段抬高心肌梗死(STEMI）的患者 580 例患者进行了直接 PCI 术，选择其中 2006 年 1 月 9 日至 2006 年 4 月 4 日 连续来院急性 ST 段抬高心肌梗死（STEMI）的患者 50 例，进行急性心肌梗死临床路径小样本观察总结，做出急性 ST 段抬高心肌梗死临床诊疗路径，由于是来自一家医院的小样本故具有一定的局限性，需多家医院大样本病例加以验证。

10 结节性甲状腺肿

结节性甲状腺肿临床路径标准住院流程

适用对象：第一诊断为结节性甲状腺肿（ICD10：E04.9）

诊断依据：根据《临床诊疗指南–外科学分册》（中华医学会编著，人民卫生出版社 2006 年 12 月第 1 版）

1. 病史。2. 体检。3. B超结果。

选择治疗方案的依据：根据《临床技术操作规范–普通外科分册》（中华医学会编著，人民军医出版社2007年1月第1版）

1. 肿物的分布和数量。

2. 肿物的性质。

3. 病人的全身情况。

4. 征得患者及家属同意。

临床路径标准住院日为4天

进入路径标准：1. 年龄≤70岁。2. 无严重合并症：高血压，心脏病，糖尿病，肝肾疾病等。3. 临床无甲状腺癌证据。4. 无明显气管压迫症状。5. 排除甲状腺功能亢进。6. 排除胸骨后甲状腺肿。7. 当患者同时具有其他疾病诊断，但在住院期间不需要特殊处理也不影响第一诊断的临床路径流程实施时，可以进入路径。

术前准备：1 天 术前所必须的检查项目：

1. 胸片。2. 心电图。3. 免疫八项和肝肾功能。4. 血尿常规。5. 腹部和甲状腺B超。

选择用药：预防性用药时间为0天

手术日为入院第 2 天

麻醉方式：颈从阻滞麻醉或全麻　　手术内置物：伤口引流（有或无）

术中用药：无　　输血：无　　病理：术中冰冻

术后住院恢复2天

术后必须复查的检查项目　无

术后用药：

抗生素______类，用药时间 0 天

出院标准：（围绕一般情况、切口情况、第一诊断转归）

1. 一般情况良好。2. 无引流管或引流管拔除。3. 无手术并发症。4. 患者同意。

有无变异及原因分析：

1. 休息日影响。2. 因手术安排原因延期。3. 因病人术后不愿出院而延期。4. 手术并发症影响。

结节性甲状腺肿切除术住院临床路径(外科)

适用对象：第一诊断为结节性甲状腺肿（I CD10: E04. 9）拟行一甲状腺切除术

患者姓名：　　　性别：　年龄：　　门诊号：　　住院号：

住院日期：__年__月__日　出院日期：__年__月__日　标准住院日 7~10 天

<table>
<tr><td>日期</td><td colspan="3">住院第一天</td><td colspan="3">住院第二天（手术日）</td></tr>
<tr><td>诊疗工作</td><td colspan="3">□ 病人上午空腹入院，取血，开具常规化验、检查单
□ 询问病史、体格检查、完成“住院志”和首次病程初步诊断
□ 下午确认化验检查结果
□ 上极医师查房、手术前评估、确定手术方案
□ 完成“术前小结”和上级医师查房记录
□ 签署“手术知情同意书”，向患者及家属交待术前准备和注意事项
□ 手术准备
□ 麻醉科医师（术前）访视病人进行评估并记录
□ 签署“麻醉知情同意书”
□ 签署“术中病理冰冻检查”及“输血”知情同意书
□ 开术前医嘱
长期医嘱</td><td colspan="3">□ 手术：结节性甲状腺肿切除术（部分、单、双、次全切）
□ 开术后医嘱
□ 完成手术记录和术后病程记录
□ 向家属交待术中情况及术后注意事项
□ 上级医师查房
□ 完成手术日病程记录和上级医师查房记录
□ 麻醉科大夫术后随访
□ 交班前医师查看术后病人情况并记录交班</td></tr>
<tr><td>医嘱</td><td colspan="3">□ 普通外科Ⅱ级护理
□ 普食
临时医嘱：
□ 血常规 □ 尿常规+镜检
□ 血 K、Na、Cl、CO_2CP、血糖、肝功Ⅱ、肾功Ⅱ、凝血Ⅱ
□ 免疫八项
□ 耳鼻喉科会诊
□ 胸 X-ray □ 心电图 □ 腹部 B-vs
手术医嘱：
□ 明日上午在颈丛神经阻滞麻醉（全科）下行甲状腺切除术
□ 普鲁卡因皮试（　）□ 青霉素皮试（　）
□ 必要时术前用药
□ 舒乐安定 1mg　晚 9 点服</td><td colspan="3">长期医嘱：
□ 颈丛神经阻滞麻醉下或全麻下行甲状腺次全切除术后护理常规
□ 普外Ⅰ级护理
□ 术后 6 小时半流食
临时医嘱：
□ 舒乐安定 1mg　晚 8 点服
□ 度冷丁 50mg/im　非那根 25mg/im 必要时</td></tr>
<tr><td>护理与健康教育</td><td colspan="3">□ 入院介绍：病房环境、设施、作息时间、探视制度、治疗查房时间病房护士长、负责医师、责任护士
□ 健康宣教：疾病相关知识及术前准备用药、检查
□ 指导病人到相关科室进行检查（心电图、胸片等）
□ 完成护理评估并记录
□ 常规护理
□ 术前心理护理（紧张、焦虑）
□ 术前备皮、沐浴、更衣，男士刮胡须
□ 术前物品准备
□ 完成护理记录
□ 完成责任制护理记录
□ 认真执行医嘱
□ 按时巡视病房
□ 认真完成交接班</td><td colspan="3">□ 观察病人病情变化：生命体征、伤口出血、引流情况、发音情况、吞咽情况等，发现异常及时报告医师并记录
□ 术后生活护理
□ 术后心理护理
□ 处理执行医嘱
□ 完成责任制护理
□ 按时巡视病房
□ 认真完成交接班</td></tr>
<tr><td>变异</td><td colspan="3">□ 无 □ 有，具体原因：</td><td colspan="3">□ 无 □ 有，具体原因：</td></tr>
<tr><td rowspan="2">护士签名</td><td>白班</td><td>小夜班</td><td>大夜班</td><td>白班</td><td>小夜班</td><td>大夜班</td></tr>
<tr><td></td><td></td><td></td><td></td><td></td><td></td></tr>
<tr><td>医师签名</td><td colspan="3"></td><td colspan="3"></td></tr>
</table>

<table>
<tr><td>日期</td><td colspan="3">住院第三天
（术后第一天）</td><td colspan="3">住院第四天
（出院日）</td></tr>
<tr><td>诊疗工作</td><td colspan="3">□ 上级医师查房：进行手术切口、感染、并发症的评估，确定伤口引流是否可以拔除
□ 完成日常病程记录和上级医师查房记录</td><td colspan="3">□ 上级医师查房，确定病人可以出院
□ 完成上级医师查房记录，“出院总结”和“病历首页”的填写，开具出院单。
□ 伤口敷料更换，伤口评估
□ 向患者交待出院后注意事项及拆线时间、复查时间
□ 通知出院</td></tr>
<tr><td>医嘱</td><td colspan="3">长期医嘱：
□ 普外Ⅱ级护理
临时医嘱：
□ 换药（大、中、小）</td><td colspan="3">临时医嘱：
□ 换药（大、中、小）
□ 今日出院
□ 记录一次性用物</td></tr>
<tr><td>护理与健康教育</td><td colspan="3">□ 按时巡视病房、责任制护理
□ 处理执行医嘱
□ 术后心理、生活护理</td><td colspan="3">□ 按时巡视病房、责任制护理
□ 处理执行医嘱
□ 术后心理、生活护理
□ 告知出院应做的准备和如何办理出院手续
□ 出院指导
□ 完成病情观察护理记录
□ 完成护理记录和出院小结
□ 协助病人家属办理出院手续
□ 出院单位处理
□ 准备迎接新病人</td></tr>
<tr><td>变异</td><td colspan="3">□ 无 □ 有，具体原因：</td><td colspan="3">□ 无 □ 有，具体原因：</td></tr>
<tr><td rowspan="2">护士签名</td><td>白班</td><td>小夜班</td><td>大夜班</td><td>白班</td><td>小夜班</td><td>大夜班</td></tr>
<tr><td></td><td></td><td></td><td></td><td></td><td></td></tr>
<tr><td>医师签名</td><td colspan="3"></td><td colspan="3"></td></tr>
</table>

结节性甲状腺肿临床路径患者告知书

日期	入院第一天	入院第二天（手术日）	
		术前和术中	术后
医生的工作	1. 早上请空腹到医院。您的负责医师会到您床旁作自我介绍，进行病史采集和体格检查，并开具术前化验和检查单。 2. 下午您的负责医师会向您详细说明各项检查结果及其意义。 3. 上级医师会到您的床旁为您做进一步检查，并进行手术前的评估。 4. 如果您的检查和化验结果表明您可以进行手术，负责医师会向您和您的家人或您的法定代理人确定手术的时间，介绍手术的意义、过程、效果、可能发生的风险和注意事项，签署“手术知情同意书”。 5. 手术中要做病理检查，还需要签署“术中病理冰冻检查”及“输血知情同意书”。 6. 麻醉科医师也会向您介绍麻醉方式、风险和注意事项，并进行麻醉前评估，签署“手术麻醉知情同意书”。	手术室会按照预先规定时间接您到手术室进行手术。	手术结束后返回病房，您的负责医生和麻醉科医师会到床旁了解手术和麻醉后恢复情况，上级医师将为您进行检查。
护士的工作	1. 安排好您的床位后，护士会向您介绍科室环境、设施和住院期间注意事项，介绍病房护士长，您的负责医生和责任护士。 2. 护士会到您的床前为您取血，做必要的检查化验；指导您到有关科室做相关检查（如：心电图、胸片）。 3. 下午护士会为您进行手术前指导，进行手术部位的备皮，皮试，并通知您午夜禁食和水。	1. 完成术前准备。 2. 完善和手术室人员的交接。	护士会按医嘱为您进行手术后的指导和护理，观察脉搏、血压、呼吸以及发音、吞咽等情况。
患者及家属的工作	1. 请您配合医生的询问和检查，如实告知医生您过去的疾病和治疗情况和过敏的药物，如高血压、糖尿病、冠心病等。 2. 请您将以往的就诊记录和资料准备好，以便查询。 3. 请按照护士的指导完成相关检查。 4. 配合医护人员进行术前准备。 5. 签署手术知情同意书、麻醉知情同意书、输血知情同意书和术中冰冻病理检查同意书。	手术时如果遇到特殊情况会通知您的家属，希望您家属在手术等候室门口耐心等候。	如果您有任何不适，请及时通知我们的医护人员。

日期	第三天 （术后第一天）	入院第四天 （出院日）
医生的工作	您的负责医师和上级医师到您床旁了解您手术后恢复情况，进行手术切口、感染、并发症的评估和必要的检查和治疗，并决定是否拔除引流管。	1. 您的负责医师和上级医师到您床旁了解您手术后恢复情况，再次进行手术切口、感染、并发症的评估和必要的检查和治疗，并决定是否能出院。 2. 您的负责医生会到您床旁交代出院后的注意事项，告知出院后来院复诊的时间和地点，出院后如何检查和继续治疗。
护士的工作	护士会按照医嘱进行手术后的指导和护理。	护士为您进行出院指导，并帮助您办理出院手续。
患者及家属的工作	1. 接受术后指导和教育。 2. 配合医生和护士的工作。	1. 接受出院指导。 2. 办理出院手续。

手术知情同意书

姓名：　　性别：　　年龄：　　入院日期：　　病历号：

术前诊断：结节性甲状腺肿	手术名称：单侧（双侧）甲状腺次全切除术

一、手术目的和原因

1. 去除病灶 2. 明确诊断

二、手术可能发生的情况和准备采取的对策

1. 麻醉意外和心脑血管意外
2. 术中损伤动脉、颈内静脉致出血
3. 术中损伤喉上神经、喉返神经致术后饮水呛咳，声音嘶哑
4. 术中损伤甲状旁腺，致术后低钙血症
5. 术中损伤气管
6. 依据术中冰冻结果决定具体手术方式
7. 术后出血
8. 术后窒息
9. 术后伤口感染
10. 术后甲状腺功能低下
11. 术后石蜡切片病理和术中冰冻结果不一致，如为癌，再次手术行根治术可能

医师签名

年　月　日

如出现上述情况，医院方面会积极抢救治疗，但在情况严重时病人会有生命危险。病人本人及家属对院方所交代的上述手术风险是否理解、认识、并在思想及经济上能予以承担，请认真、慎重的考虑，如果同意手术请签字为凭。

患者及/或受委托人对患者病情、上述风险及并发症已充分了解，对上述并发症严重时可能会导致病人终生残废，甚至危及患者生命情况已充分认知；经患者本人及/或受委托人慎重考虑，自愿承担由此所带来的风险，保证医疗费用，并望医师尽职尽责完成好此次手术；授权医师可根据病人情况，更改手术方式，扩大或缩小手术范围。若在术时、术后发生意外情况，请医师给予必要处置。

患者（委托人）签名

家属（被委托人）签名　　委托人与被委托人的关系

年　月　日

麻醉知情同意书（1）

姓名：　　性别：　　年龄：　　入院日期：　　病历号：

术前诊断	结节性甲状腺肿	手术名称	单侧（双侧）甲状腺次全切除术

为配合手术（检查）顺利进行，拟对患者______实施（气管插管全麻），在麻醉操作过程中，有可能出现下列情况：

麻醉过程中可能出现的医疗意外、并发症

医疗意外

☐ 1. 麻醉药物中毒、过敏或高敏反应，可能危及生命
☐ 2. 呕吐、反流、误吸甚至窒息死亡的可能
☐ 3. 全麻后恶性高热、精神异常，肌松剂敏感长时间无呼吸
☐ 4.
☐ 5.

并发症

☐ 1. 气管插管过程中心跳呼吸骤停
☐ 2. 咽喉部损伤出血、血肿形成、牙齿脱落
☐ 3. 气管软骨损伤、环杓关节脱位
☐ 4. 喉头水肿、声带水肿、声音嘶哑
☐ 5. 误吸导致肺部感染、肺不张
☐ 6. 气管压迫致气管狭窄、软化和气管食管瘘
☐ 7. 机械通气导致腹胀、黄疸、脑水肿、胃肠道出血等
☐ 8. 动脉穿刺致出血、血肿、周围组织损伤、神经损伤等
☐ 9.
☐ 10. 其他

我们将以高度的责任心，认真执行麻醉技术操作规程，全力做好麻醉工作。尽管麻醉过程中上述情况发生的几率很低，但目前的医疗技术手段做不到绝对避免。我们根据国家有关法律法规的规定，充分尊重患者或其家属的知情权，特此告知。患者或其亲属对此明知。如同意，请履行知情同意书签字手续。

患者________

家属（被委托人）________与患者关系________

麻醉医师________

年　月　日

麻醉知情同意书 (2)

姓名：　　性别：　　年龄：　　入院日期：　　病历号：

<table>
<tr><td>术前诊断</td><td colspan="2">结节性甲状腺肿</td><td>手术名称</td><td>甲状腺次全切除术</td></tr>
<tr><td colspan="5">为配合手术（检查）顺利进行，拟对患者______实施颈从阻滞麻醉，在麻醉操作过程中，有可能出现下列情况：</td></tr>
<tr><td rowspan="2">麻醉过程中可能出现的医疗意外、并发症</td><td>医疗意外</td><td colspan="3">□ 1. 麻醉药中毒、过敏或高敏反应，可能危及生命
□ 2. 呕吐、反流、误吸甚至窒息死亡的可能
□ 3.
□ 4.
□ 5.</td></tr>
<tr><td>并发症</td><td colspan="3">□ 1. 穿刺血管致出血
□ 2. 麻醉，不满意，术中改为全身麻醉可能
□ 3. 其他效果</td></tr>
<tr><td colspan="5">我们将以高度的责任心，认真执行麻醉技术操作规程，全力做好麻醉工作。尽管麻醉过程中上述情况发生的几率很低，但目前的医疗技术手段做不到绝对避免。我们根据国家有关法律法规的规定，充分尊重患者或其家属的知情权，特此告知。患者或其亲属对此明知。如同意，请履行知情同意书签字手续。</td></tr>
<tr><td colspan="5">患者________
家属（被委托人）________与患者关系________

麻醉医师________
年　月　日</td></tr>
</table>

结节性甲状腺肿临床路径的初步探索

北京大学第三医院外科　蒋　斌　修典荣　张同琳

目前，医疗费用和住院周转率是我们面临的重要问题。如何在保证医疗质量的前提下缩短住院时间和降低医疗费用是我们急需解决的问题。我们最近对结节性甲状腺肿病例的临床路径进行了初步探索。

一、病例和方法

病例入选条件：年龄 ≤ 70 岁；无明显合并症：高血压，心脏病，糖尿病，肝肾疾病等；临床无甲状腺癌证据；无明显气管压迫症状；排除甲状腺功能亢进。我院制定的结节性甲状腺肿的临床路径如表 1。

表1　标准临床路径

入院天数	路径工作常规
1	下午入院，询问病史、体格检查，完成“住院志”和“首次病程记录”，开具常规化验和检查单。
2	审阅化验检查结果，上级医师查房、术前评估，确定诊断和手术方案，完成上级医师查房记录。
3	确定手术日期，向患者及家属交待术前准备注意事项，签署“手术知情同意书”“麻醉知情同意书”　“术中病理冰冻检查”　和“输血”知情同意书，麻醉科医师（术前）访视病人进行评估并记录，开术前医嘱。
4	手术：结节性甲状腺肿切除术（单、双、次全切），向家属交待术中情况及注意事项，开术后医嘱，完成手术记录和术后当天的病程记录，6PM 查看术后病人情况并交班。
5	麻醉科大夫术后随访，上级医师查房，进行手术切口、并发症的评估，确定病人是否可以出院。完成“出院病程”、“出院总结”和“病历首页”的填写。向患者交待出院注意事项、复查时间及拆线时间。

二、结果

2005 年 11 月到 2006 年 5 月在我院接受手术治疗的病例中共有 61 例病人入选。其中男性 14 例，女性 47 例，年龄 21~70 岁（平均 44.3±11.4 岁）。住院期 2~7 天，平均 6 天；术前住院日 1~5 天，平均 3，术后住院日 1~4，平均 2 天。总住院费用 3463~7889 元，平均 6018.7±837.9 元，其中手术费用 437~1170 元,平均 709.4±242.4 元。

61 例病人中，仅 15 例完成了原定的 4 日住院过程，其余 46 例均超过原定住院期限，最长者为 7 日，占 24.6%。其中术前超过 2 天 28 例，术后 1 天以上者 38 例。超期原因如下：1 休息日影响，41 例，占 67.2%；2 因手术安排原因延期的 11 例，占 18%；3 因病人术后不愿出院而延期的 20 例 32.8%。

三、讨论

鉴于我们此次临床试验的入选标准比较严格，病人一般情况好，未发生手术并发症，术后恢复快。因此，住院时间的各项指标基本达到了原定的目标。总住院时间平均为6天。因此，总体来说我院制定的临床路径是切实可行的。

术前平均住院时间为3天，较原定路径多了1天，也是造成总住院时间稍长的主要原因。由于我院目前的所有术前常规检查，包括血液生化和病毒学指标、B超、肺功能等均能在当天完成，因此，即使病人未在门诊完成检查，也不会对手术安排造成影响。而对术前住院时间影响最大的因素主要如下：1. 周六日休息日问题，由于不可能所有病人均在周一周二入院，因此在周四周五住院的病人就面临休息日的问题。这是影响术前住院时间的主要原因；2. 手术台问题，病人术前常规检查完成后手术延期的另外一个原因是手术台的缺乏和术者的安排，这并非主要因素，以后随着医院基本建设的逐步完善应能消除。

术后平均住院时间为2天，较原定目标延长一天。其中23例于术后第一天出院，这主要得益于两点：良好的手术技术和充分的思想工作。无论采取何种术式，对于结节性甲状腺肿的病人，在充分的创面止血的基础上，我院病人术后基本都不放置伤口引流，这样能保证病人术后第二天即可出院。当然，术前充分的手术宣教使大部分病人均能接受在手术次日出院，并逐渐在病房内形成良好的气氛，并最后形成常规。但是由于大部分病人要求术后首日出院过于匆促，这有待于病房气氛和习惯的逐渐形成。

本组病例的平均住院费用为6018.9元，比较高，控制不太满意。但从细分的花费可以看到，手术费用仅占1/10到1/6强。而占费用的1/3的是麻醉费用。我院甲状腺手术常规采用全麻，原因如下：1. 从人性化的角度出发，全麻术中病人的舒适度是最高的，术后的恢复也很快，麻醉相关的并发症很少；2. 如采用局麻的话，很多病人均需要在术前锻炼手术体位3~4天，将直接影响到住院时间；3. 全麻下肌肉松弛，在小切口下也能得到充分的显露，有利于缩小切口；4. 全麻下保证对创面的良好止血，避免放置伤口引流管，增加病人术后的舒适度，加快住院周转时间。当然，良好的手术技术也是常规采用全麻的保证，全麻下应非常注意对喉返神经的保护，因术中即使损伤到也无法即刻发现。

四、结论

通过此次对结节性甲状腺路径的初步探索，我们认为在较严格的入选标准下，如统计时休息日不计入住院期，结节性甲状腺肿的住院时间完全可控制在5天以内。当然，缩短住院时间必须在保证医疗质量的前提下进行。对于有明显合并症、肿物巨大或怀疑癌变的病例，并不建议纳入结节性甲状腺肿的常规路径。对于这些病人，充足的术前准备时间是防止手术并发症的重要条件。

手术费用的控制有赖于控制麻醉特别是全麻的费用。但并不建议为降低费用而推行将局麻手术作为常规。在临床实践中我们发现全麻要明显优于局麻，不断提高医疗质量是医生追求的首要目标。在充分保证医疗质量的前提下降低医疗费用才应该是卫生部门和医疗系统需要解决的问题。